AF667567

Infektiologisches Kolloquium 3

Infektiologisches Kolloquium 3

Anaerobier-Infektionen – und es gibt sie doch

herausgegeben von
C. Krasemann und H. Werner

mit Beiträgen von
I. Brook, F.-H. Caselitz, G. Görtz, B.-M. Harnoss, E. Haralambie, C. Krasemann, N. Lang, G. Linzenmeier, I. Phillips, A. Rodloff, A. K. Schmauss, A. Schreiner, L. C. Tung, H. Werner, J. Wüst

Walter de Gruyter
Berlin · New York 1984

Priv. Doz. Dr. Christina Krasemann
Bayer AG
Pharma Forschungszentrum
Institut für Chemotherapie
D-5600 Wuppertal 1

Prof. Dr. H. Werner
Institut für Medizinische Mikrobiologie und Immunologie
Universität Bonn
Sigmund-Freud-Straße
D-5300 Bonn 1

Das 3. Infektiologische Kolloquium fand statt am 7./8. Oktober 1983 in Neu-Isenburg.
Das Buch enthält 15 Abbildungen und 40 Tabellen.

CIP-Kurztitelaufnahme der Deutschen Bibliothek

Anaerobier-Infektionen – und es gibt sie doch / [d. 3. Infektiolog. Kolloquium fand statt am 7./8. Oktober 1983 in Neu-Isenburg]. Hrsg. von C. Krasemann u. H. Werner. Mit Beitr. von I. Brook . . . – Berlin ; New York : de Gruyter, 1984.
(Infektiologisches Kolloquium ; 3)
ISBN 3-11-010282-X

NE: Krasemann, Christina [Hrsg.]; Brook, I. [Mitverf.]; Infektiologisches Kolloquium ⟨03, 1983, Neu-Isenburg⟩; Infektiologisches Kolloquium: Infektiologisches Kolloquium

© Copyright 1984 by Walter de Gruyter & Co., Berlin 30. Alle Rechte, insbesondere das Recht der Vervielfältigung und Verbreitung sowie der Übersetzung, vorbehalten. Kein Teil des Werkes darf in irgendeiner Form (durch Photokopie, Mikrofilm oder ein anderes Verfahren) ohne schriftliche Genehmigung des Verlages reproduziert oder unter Verwendung elektronischer Systeme verarbeitet, vervielfältigt oder verbreitet werden. Printed in Germany.
Die Wiedergabe von Gebrauchsnamen, Handelsnamen, Warenbezeichnungen und dergleichen in diesem Buch berechtigt nicht zu der Annahme, daß solche Namen ohne weiteres von jedermann benutzt werden dürfen. Vielmehr handelt es sich häufig um gesetzlich geschützte, eingetragene Warenzeichen, auch wenn sie nicht eigens als solche gekennzeichnet sind.
Satz und Druck: Buch- und Offsetdruckerei Wagner GmbH, Nördlingen. – Bindung: Dieter Mikolai, Berlin. – Umschlagentwurf: Rudolf Hübler, Berlin.

Vorwort

Obwohl die medizinische Bedeutung von Anaerobiern in den letzten Jahren zunehmend beachtet wurde, blieben doch manche Fragen offen oder wurden kontrovers gesehen, so daß ein Erfahrungsaustausch auf diesem Gebiet besonders nützlich erschien. Das dritte vom Institut für Chemotherapie der Bayer AG organisierte Infektiologische Kolloquium hat daher unter dem Motto „Anaerobier-Infektionen – und es gibt sie doch" Kliniker und Mikrobiologen am 7./8. Oktober 1983 in Neu-Isenburg zu einer angeregten Aussprache zusammengeführt.

In den Vorträgen und Diskussionen des Kolloquiums wurde der aktuelle Stand der Kenntnisse über Ätiologie und Pathogenese, Diagnostik, Klinik sowie Therapie der Anaerobier-Infektionen herausgearbeitet. Lediglich die Clostridien-bedingten Erkrankungen Gasbrand und Tetanus sind so charakteristisch, daß die Diagnose häufig anhand des klinischen Bildes allein gestellt werden kann. Bei endogenen Infektionen durch sporenlose Anaerobier handelt es sich hingegen ausnahmslos um unspezifische, eitrig-septische Erkrankungen. Ein Bacteroides-bedingter Abszeß unterscheidet sich klinisch häufig zunächst nicht von einem durch Staphylococcus aureus oder durch Escherichia coli verursachten Prozeß. Erst der kulturelle Nachweis der Erreger aus geeignetem Untersuchungsmaterial läßt eine Klärung der Ätiologie derartiger Infektionen zu. Aufschlußreich ist daneben auch die spezifische Therapie des Patienten.

An dem für alle klinischen Disziplinen wichtigen Problem der eitrig-septischen Anaerobier-Infektion wurde im Verlauf dieses Kolloquiums deutlich, daß der mikrobiologische Befund für den individuellen Krankheitsfall zwar durchaus zu spät kommen kann, daß er aber keineswegs nutzlos oder überflüssig ist. Der Erfahrungsaustausch zwischen Mikrobiologie und Klinik ist gerade auch da besonders wichtig, wo eine mikrobiologische Diagnose erst spät verfügbar ist. Nur die gemeinsame Auswertung abgeschlossener Krankheitsverläufe vermittelt hier Kenntnisse, die dann für den nächsten Patienten nutzbar gemacht werden können.

In dem vorliegenden Buch sollen daher die Vorträge und Diskussionen einem breiteren Leserkreis zugänglich gemacht werden.

Priv. Doz. Dr. C. Krasemann
Priv. Doz. Dr. H. Thomas
Prof. Dr. H. Werner

Autorenverzeichnis

Prof. Itzhak Brook, M. D., M. S.
Associate Professor of Pediatrics and of Surgery
Naval Medical Center, National Capital Region
Bethesda, MD 10814
USA

Prof. Dr. F.-H. Caselitz
Bakteriologisches Institut am A. K. Altona
Paul-Ehrlich-Straße 1
D-2000 Hamburg 50

Ass. Prof. Dr. Günter Görtz
Chirurgische Klinik und Poliklinik
Klinikum Steglitz der Freien Universität Berlin
Hindenburgdamm 30
D-1000 Berlin 45

Dr. B.-M. Harnoss
Chirurgische Klinik und Poliklinik
Klinikum Steglitz der Freien Universität Berlin
Hindenburgdamm 30
D-1000 Berlin 45

Dr. Elsa Haralambie
Institut für Medizinische Mikrobiologie
Universitätsklinikum Essen
Hufelandstraße 55
D-4300 Essen

Priv. Doz. Dr. Christina Krasemann
Bayer AG – Pharma Forschungszentrum
Institut für Chemotherapie
D-5600 Wuppertal 1

Prof. Dr. N. Lang
Universitäts-Frauenklinik
Sigmund-Freud-Straße 25
D-5300 Bonn 1

Prof. Dr. G. Linzenmeier
Institut für Medizinische Mikrobiologie
Universitätsklinikum Essen
Hufelandstraße 55
D-4300 Essen

Prof. Ian Phillips
Department of Microbiology
St. Thomas's Hospital Medical School
London SE1 7EH
Grossbritannien

Dr. A. Rodloff
Institut für Medizinische Mikrobiologie
Freie Universität Berlin
Hindenburgdamm 27
D-1000 Berlin 45

Prof. Dr. med. habil. A. K. Schmauss
Chirurgische Klinik
Krankenhaus im Friedrichshain
Leninallee 49
DDR-1017 Berlin

Prof. Aksel Schreiner, M. D.
University of Bergen
Medical Department B
N-5016 Haukeland Sykehus

Dr. L. C. Tung
Chirurgische Klinik und Poliklinik
Klinikum Steglitz der Freien Universität Berlin
Hindenburgdamm 30
D-1000 Berlin 45

Prof. Dr. H. Werner
Institut für Medizinische Mikrobiologie
und Immunologie
Universität Bonn
Sigmund-Freud-Straße
D-5300 Bonn 1

Dr. Jürg Wüst
Institut für Medizinische Mikrobiologie
Universität Zürich
Gloriastraße 32
CH-8028 Zürich

Inhalt

H. Werner:
Die Pathogenität der endogenen Anaerobier 1

E. Haralambie, G. Linzenmeier:
Die Rolle anaerober Keime im Rahmen gnotobiotischer Maßnahmen beim Menschen 15

J. Wüst:
Diagnostische Probleme bei Infektionen mit Anaerobiern 23

F. H. Caselitz:
Bakteriologische Diagnose, klinische Bedeutung und Verlaufskontrolle bei Clostridien-Infektionen 31

C. Krasemann:
Resistenzmechanismen bei Anaerobiern 43

I. Phillips:
Die Rolle der Chemotherapie bei der Behandlung von Anaerobier-Infektionen 53

A. Schreiner:
Infektionen der tiefen Luftwege durch Anaerobier 57

I. Brook:
Anaerobier-Infektionen bei Kindern: Diagnose und Therapie 63

A. K. Schmauss:
Anaerobier-Infektionen durch Clostridien in der Chirurgie 77

G. Görtz, B.-M. Harnoss, L. C. Tung, A. Rodloff:
Chirurgische Infektionen durch sporenlose Anaerobier 85

N. Lang:
Die aktuelle Konzeption von anaerob-aeroben Infektionen in Gynäkologie und Geburtshilfe 103

Zusammenfassung der Diskussionen 115

Register 129

Die Pathogenität der endogenen Anaerobier

H. Werner

1. Anaerobier

Nach der Definition der medizinischen Mikrobiologie sind Anaerobier Bakterien, die auf festen Medien unter Luftzutritt oder in einem Luft-10% CO_2-Gemisch keine Koloniebildung zeigen. Danach gehören z. B. Bacteroidaceae, Clostridium spp., Peptococcaceae, Veillonellaceae und Eubacterium spp. zu den Anaerobiern, nicht jedoch Streptokokken, Laktobazillen, Haemophilus spp. und andere zu Koloniebildung unter aeroben Bedingungen befähigte Bakterien.

2. Exogene und endogene Anaerobier-Infektionen

Bei Infektionen endogenen Ursprungs ist der Patient selbst die Quelle der Erreger. Mit Ausnahme von Tetanus und Botulismus beherbergt der Mensch die Erreger von Anaerobier-Infektionen in seiner Körperflora. Dies trifft nicht nur auf Bacteroidaceae und Peptococcaceae, sondern auch auf Clostridium perfringens und Clostridium septicum zu (Tabelle 1). Selbst Clostridium difficile, der Erreger der postantibiotischen pseudomembranösen Kolitis, läßt sich bei einem bestimmten Teil der Bevölkerung unabhängig von Krankenhausaufenthalt oder Antibiotikatherapie nachweisen.

3. Die Pathogenese der endogenen Anaerobier-Infektion

Bei den eitrigen Anaerobier-Infektionen ist eine polybakterielle, anaerob-aerobe Ätiologie die Regel. Die typische endogene Erregerassoziation bei Bauchrauminfektionen lautet z. B. Bacteroides fragilis, Escherichia coli und Enterokokken. Handelt es sich bei den in polybakteriellen Infektionsprozessen nachweisbaren Anaerobiern um unerhebliche Beimengungen oder um pathogenetisch relevante Infektionskomponenten?

Obwohl die bislang verfügbaren Daten zu einer schlüssigen Beantwortung aller Fragen noch nicht ausreichen, lassen sich zahlreiche Argumente anführen, die *für* eine pathogenetische Rolle der Anaerobier bei unspezifisch-eitrigen und septischen Infektionen sprechen:

Tabelle 1 Einteilung der Anaerobier-Infektionen nach dem Keimreservoir

Exogen	Endogen
Tetanus Botulismus	Bacteroidaceae-Infektionen: Peritonitis, Bacteroides-Sepsis, Aspirationspneumonie, pelvine Infektionen u. a.
z. T.: Gasbrand Kolitis durch Clostridium difficile	
	Peptococcaceae-Infektionen: Puerperalfieber, Adnexprozesse, Eiterungsprozesse unterschiedlicher Lokalisation
	Clostridien-Infektionen: Gasbrand (hämatogene Infektionen und endogene Wundinfektionen) Clostridium-difficile-Kolitis

3.1 Das ökologische Argument

Bei sorgfältiger bakteriologischer Analyse von normaler Anaerobierflora auf den Schleimhäuten des Darmes, des Oropharynx und der Genitalwege einerseits und Erregerassoziationen in manifesten Infektionsprozessen andererseits zeigt sich [41, 42], daß nur ein Teil der Normalflora-Spezies sich in Eiterherden oder bei Sepsis nachweisen läßt (Abbildung 1). Diese Arten besitzen demnach eine greifbare Virulenz, während man die (sehr viel zahlreicheren) anderen Spezies als avirulent oder apathogen bezeichnen könnte (siehe Beispiel Darmflora in Tabelle 2). Dieser Zusammenhang läßt sich besonders überzeugend am Beispiel von Bacteroides fragilis und den anderen intestinalen saccharolytischen Bacteroides-Arten belegen:

Die saccharolytische nicht-pigmentierte Bacteroides-Flora im Dickdarm des Menschen besteht aus 7 beschriebenen und mehreren noch nicht genau charakterisierten Arten [17, 18, 41]. Im Darm der meisten Menschen herrscht B. vulgatus (mit Keimzahlen bis zu 10^{11}/g) vor, am zweithäufigsten ist B. thetaiotaomicron. B. fragilis stellt nur knapp 12% der intestinalen Bacteroides-Isolierungen [41, 42]. Bei Septikämie durch gramnegative Anaerobier ist B. fragilis jedoch der weitaus vorherrschende Erreger [41, 44], wie auch die in Tabelle 3 wiedergegebenen neueren Befunde zeigen. Demnach ist B. fragilis, eine ökologisch nicht dominierende intestinale Spezies, das anaerobe gramnegative Stäbchen mit der höchsten Virulenz für den Menschen [41, 42]. Experimentell ließ sich die Virulenz von B. fragilis in Tierversuchen sowie in vitro durch den Nachweis von Virulenzfaktoren belegen.

Außer den saccharolytischen intestinalen Bacteroides-Arten (B. fragilis, B. thetaiotaomicron usw.) sind zwei weitere Gruppen, nämlich die nichtpigmentierten saccharolyti-

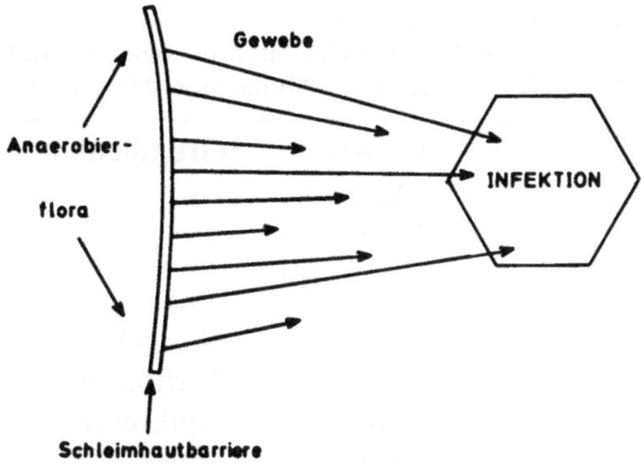

Abbildung 1 Vereinfachte Darstellung des pathogenetischen Prinzips der endogenen Anaerobier-Infektion. Nur ein geringer Teil der in der normalen Flora vertretenen Spezies findet sich im manifesten Infektionsprozeß wieder. Demnach ist die Flora artenreicher als die Erregerassoziation, und nur die im Infektionsprozeß nachweisbaren Spezies sind menschenvirulent.

Tabelle 2 Pathogene und apathogene Anaerobierarten der menschlichen Darmflora

Gattung	Apathogene Arten	Bekannt pathogene Arten
Bacteroides	B. vulgatus	B. fragilis
	B. distasonis	B. thetaiotaomicron
	B. variabilis	
	B. uniformis	
	B. spp.	
	B. splanchnicus	
	B. melaninogenicus-Gruppe(?)[1]	B. asaccharolyticus B. melaninogenicus(?)[1]
Eubacterium	E. spp.	E. aerofaciens E. lentum
Bifidobacterium	(zahlreiche Spezies)	–
Peptococcus	–	Peptococcus spp.
Peptostreptococcus	–	Peptostreptococcus anaerobius
Coprococcus	C. spp.	–
Ruminococcus	R. spp.	–
Veillonella	V. spp.	–
Megasphaera	M. elsdenii	–
Clostridium	(zahlreiche Spezies)	C. perfringens C. septicum (C. difficile)

[1] Aufgrund der neueren taxonomischen Entwicklung [14, 38] sind genaue Einzelheiten noch nicht bekannt.

Tabelle 3 Sepsis durch gramnegative Anaerobier
(Befunde des Instituts für Medizinische Mikrobiologie und Immunologie der Universität Bonn während eines Zeitraumes von 8 Monaten in den Jahren 1982/83)

Erregerspezies	Patient (Alter in Jahren; Geschlecht)	Grundleiden
Bacteroides fragilis	63 m	Nierenversagen; Dialyse
	23 m	Peritonitis
	57 m	Pankreatitis; Sepsis
	79 m	Sepsis
	25 w	Sepsis nach Sectio
	73 m	Sepsis
	54 m	Karzinose; Sepsis
(+Eubacterium lentum)	73 w	Sepsis
B. thetaiotaomicron	72 m	Sepsis
B. putredinis	66 w	Karzinose; Sepsis
B. ureolyticus	60 w	Sepsis
Fusobacterium necrophorum	26 m	Sepsis

schen propionatnegativen Bacteroides-Spezies und die schwarz-pigmentierten Arten medizinisch von Belang (Tabelle 4). Die neuere taxonomische Forschung hat sowohl bei der Oralis-Gruppe [15, 31, 40] als auch bei Melaninogenicus-Keimen [14, 19, 38] eine große Artenvielfalt aufgedeckt. In der Routinediagnostik können die neuerdings individualisierten Spezies allerdings noch nicht identifiziert werden. Mit Ausnahme von B. bivius und B. disiens, die in gynäkologisch-geburtshilflichen Infektionsprozessen häufig vorkommen [13, 32], ist über die pathogenetische Bedeutung der meisten anderen in Tabelle 4 aufgeführten Bacteroides-Spezies noch wenig Genaues bekannt. Es wird Aufgabe künftiger Forschungen sein, durch sorgfältige Analyse von Flora und signifikantem pathologischem Material auch hier die virulenten Arten ausfindig zu machen.

3.2 Virulenzfaktoren

Bei Bacteroides fragilis und einigen weiteren medizinisch wichtigen Bacteroides-Arten wurden zahlreiche als Virulenzfaktoren gedeutete Aktivitäten gefunden (Tabelle 5). Anderen, als weniger virulent oder apathogen einzustufenden Arten fehlen einzelne oder mehrere dieser Faktoren.

Wenn gramnegative Anaerobier in die Blutbahn oder ins Gewebe eindringen, unterliegen sie normalerweise der bakteriziden Beeinflussung durch Komplement sowie der Phagozytose und anschließenden Abtötung durch polymorphkernige Leukozyten [1, 2, 34, 35, 42]. Bei Bacteroides-fragilis-Stämmen aus Blutkultur ist dagegen Serumresistenz die Regel [2, 42]. B. vulgatus scheint stets serumempfindlich zu sein [2, 42]. Keime der

Tabelle 4 Moderne Taxonomie der Oralis- und der Melaninogenicus-Gruppe

Nichtpigmentierte saccharolytische propionatnegative Bacteroides-Gruppe		Schwarzpigmentierte Bacteroides-Gruppe (nach [14, 19, 34])
B. bivius B. disiens	[13]	B. melaninogenicus B. denticola
B. oris B. buccae B. oralis B. ruminicola ssp. ruminicola B. ruminicola ssp. brevis	(nach [15])	B. loescheii B. intermedius B. corporis B. levii B. macacae B. asaccharolyticus B. gingivalis
B. denticola B. buccalis B. pentosaceus	(nach [31])	

Tabelle 5 Vorkommen von Virulenzfaktoren bei medizinisch wichtigen Bacteroides-Arten

	B. fragilis	B. melaninogenicus	B. asaccharolyticus
Relative Resistenz gegen Serumbakterizidie (Komplement)	+	−	−/+
Relative Resistenz gegen PMN-Phagozytose	+	+	?
PMN-Phagozytose-Inhibition (= Begünstigung aerober Infektions-Komponenten)	+	+	?
Lysozymresistenz	+	+	+
Kapselbildung	+	−	−
Endotoxin, Lipid A	+	+	+
Neuraminidase	+	− oder +	−
Fibrinolysin	− oder +	+	+
DNase	+	+	+
Relative Sauerstoffunempfindlichkeit	+	−	−

Melaninogenicus-Gruppe werden meist als serumempfindlich beschrieben [34, 35]. Der Opsonisierungseffekt beruht auf Komplementfaktoren und Immunglobulinen [1, 35].

Die meisten Untersucher fanden, daß humane polymorphkernige Granulozyten B. fragilis und B. thetaiotaomicron in Gegenwart von Serum abtöteten [1, 2]. Nach Ingham et al. [16] können jedoch B. fragilis und B. melaninogenicus die In-vitro-Phagozytose von Proteus mirabilis und anderen aeroben Bakterien durch polymorphkernige Granulozyten und die nachfolgende intraleukozytäre Bakterizidie behindern. Keine von zahlreichen geprüften aeroben Bakterienarten zeigte diesen Phagozytose-inhibierenden Effekt [16].

Gegen Lysozym sind B. fragilis und B. thetaiotaomicron sowie B. melaninogenicus und B. asaccharolyticus resistent [43]. Dies trifft allerdings auch für manche als apathogen oder schwach virulent eingeschätzte Arten zu [43].

Die Bedeutung einer extrazellulären Polysaccharid-Kapsel als Phagozytoseschutz und damit als Virulenzfaktor hat besonders bei B. fragilis starke Beachtung gefunden [21]. Mit bekapselten Stämmen wurden in Tierversuchen Abszesse auch ohne Verimpfung von synergistischen aeroben Bakterien erzielt [21].

Während die gramnegativen Anaerobier der Fusobacterium-Sphaerophorus-Gruppe ein chemisch und biologisch typisches Endotoxin besitzen, das in den meisten üblichen Prüfaktivitäten (Mäuse- und Hühnerembryonen-Letalität, Shwartzman-Reaktion, Limulus-Test) dem Salmonellen-Endotoxin ähnelt [11, 42], ist Bacteroides-Lipopolysaccharid frei von 2-Keto-3-desoxioctonat und biologisch wenig aktiv [12, 42]. Auch die Lipid-A-Komponente des Bacteroides-Endotoxins ist atypisch [3]. Das B. fragilis-Lipopolysaccharid wirkt chemotaktisch auf polymorphkernige Leukozyten [12]. Diese chemotaktische Aktivität wird durch Komplement vermittelt, welches über den alternativen Weg aktiviert wurde. Die Mediator-Substanz ist vermutlich mit dem Komplementfaktor C5a identisch [12].

Neuraminidase-Bildung ist – in vitro – bei zahlreichen Bacteroides-Arten nachgewiesen worden, und zwar u. a. bei B. fragilis, B. thetaiotaomicron, B. bivius, B. oralis und B. melaninogenicus ss. melaninogenicus [4, 9], aber auch bei B. vulgatus und B. distasonis. Negativ reagierten u. a. B. eggerthii, B. splanchnicus und B. asaccharolyticus [4, 33]. Die Neuraminidasen von B. fragilis und B. bivius unterscheiden sich durch ihr Substratprofil [24, 39]. Frisch aus pathologischem Material isolierte B. fragilis-Stämme zeigen eine besonders lebhafte, sich an zahlreichen Glykoproteinen u. ä. manifestierende Enzymaktivität [26]. B. fragilis-Neuraminidase ließ sich auch in vivo, u. a. in Eiter bei Monoinfektion, demonstrieren [27].

Bei den schwarzpigmentierten Bacteroides-Arten herrschen ganz allgemein proteolytische Aktivitäten vor; als Virulenzfaktor interessiert dabei insbesondere das Fibrinolysin von B. melaninogenicus und B. asaccharolyticus [5, 30, 48]. Fibrinolysin läßt sich allerdings auch bei einem Teil der frisch isolierten B. fragilis-Stämme nachweisen [48].

Extrazelluläre DNase-Aktivität gehört zu den häufigen Eigenschaften von Bacteroides-Arten (Tabelle 5; vgl. auch [30, 33]). Hyaluronidase und Chondroitinsulfatase werden bei mehreren intestinalen saccharolytischen Bacteroides-Spezies (B. fragilis, B. thetaiotaomicron, B. distasonis u. a.) mit Ausnahme von B. vulgatus gefunden [30, 33].

Die pathogenetische Bedeutung der relativen Sauerstoffunempfindlichkeit von B. fragilis ist häufig diskutiert worden [6], doch kann diese Frage noch nicht als geklärt gelten. – Die diagnostische Implikation der genannten Eigenschaft (längere Überlebenszeit in Untersuchungsproben und relativ häufiger Nachweis von B. fragilis) liegt auf der Hand.

3.3 Adhärenz

Die wichtigste Voraussetzung für die Ansiedlung von Bakterien auf menschlichen Schleimhäuten ist eine intensive Adhärenz zwischen bakteriellen Oberflächen und Epithelzellen. Nur die vergleichsweise fest am Epithel haftenden Bakterien können sich der Spülwirkung von Speichel, Darmsekret und -inhalt usw. widersetzen und an ihnen gemäßen Standorten, in ständigem Abwehrkampf gegen die antibakteriellen Aktivitäten des Makroorganismus und gegen den biologischen Wettbewerb anderer Bakterien, eine Standortflora bilden.

In Übereinstimmung mit dem generellen Prinzip der bakteriellen Adhärenz an makroorganismischem Epithel zeichnen sich die verschiedenen Anaerobierfloren des Menschen durch säuberliche ökologische Trennungen aus: Die oralen Treponema-Arten (T. denticola u. a.), Campylobacter sputorum ss. sputorum, Selenomonas sputigena u. a. kommen nur auf der Mund-Rachenschleimhaut vor, und der exklusive Standort von Coprococcus-Arten, bestimmten Eubacterium-Spezies u. v. a. ist der Darm.

Standortbindung ist die Regel auch bei den medizinisch wichtigen Bacteroidaceae (Tabelle 6): Die saccharolytischen propionatpositiven Bacteroides-Arten (B. vulgatus usw.) sind typisch für den Darm. Im Mund-Rachensekret gesunder Menschen sind B. fragilis, B. thetaiotaomicron usw., wie zahlreiche Untersuchungen gezeigt haben, nicht nachweisbar. Selbst bei langzeitbeatmeten Intensivpatienten liegt die Nachweisquote dieser Keime im Rachensekret nur bei 1–4%. Auch im Vaginalsekret stellt Vorkommen der saccharolytischen propionatpositiven Bacteroides-Arten eine Seltenheit dar [47]. Die intestinalen Bacteroides-Spezies haben demnach nur eine sehr geringe Adhärenz-Neigung an genitalen und oropharyngealen Epithelien.

Die nicht-kohlenhydratspaltenden schwarzpigmentierten Bacteroides-Keime (bis etwa 1980 mit B. asaccharolyticus gleichgesetzt) sind nach den neuesten Erkenntnissen in zwei Arten zu differenzieren: B. asaccharolyticus (im engeren Sinn) und B. gingivalis [38]. Der Habitat dieser beiden Spezies ist ökologisch offenbar strikt getrennt: B. gingivalis

Tabelle 6 Standortgebundene Bacteroidaceae

Standort	Spezies
Darmtrakt	Saccharolytische Bacteroides-Arten (B. vulgatus, B. thetaiotaomicron, B. fragilis, B. distasonis u. a.)
Urethralschleimhaut	Bacteroides bivius B. disiens B. asaccharolyticus
Oropharynx	Bacteroides gingivalis B. oralis B. oris B. buccae Fusobacterium nucleatum

kommt im Oropharynx vor, und B. asaccharolyticus (sensu strictiore) ist der genitaltypische Vertreter dieser Gruppe.

Auch die neuere Feinaufteilung der nichtpigmentierten propionatnegativen Bacteroides-Keime (= Oralis-Gruppe [15, 47]) hat ökologische Unterschiede zwischen den genitalen Spezies B. bivius und B. disiens [13, 32], die im Darm und Mund-Rachenraum nicht vorzukommen scheinen, und den oropharyngealen Spezies (B. oris, B. buccae usw. [15, 31]) aufgedeckt.

Das spezifische Adhärenzverhalten an menschlichem Epithel vermittelt den so bevorteilten Anaerobiern die Möglichkeit einer massenhaften Vermehrung, d. h. einer quantitativ bedeutenden Rolle in der Standortflora. Fakultativ pathogene, pyogene, der Phagozytose widerstehende Arten führen so, je nach primärem Standort, zu einer organgebundenen Gefährdung des Menschen. Daher stellen B. fragilis und B. thetaiotaomicron die anaeroben Leitkeime der abdominalen Mischinfektion dar; B. bivius spielt eine ähnliche Rolle im gynäkologisch-geburtshilflichen Bereich, und oropharyngeale Bacteroides- und Fusobacterium-Arten gehören zu den Erregern der Aspirationspneumonie.

Unter pathologischen Bedingungen entwickelt B. fragilis unter allen endogenen Anaerobiern des Menschen die höchste Adhärenz an erkranktem (auch extraabdominalem) oder gar nekrotischem Gewebe. Dies läßt sich u. a. aus folgenden klinischen Befunden schließen: Aus den Nekrosesäumen von diabetischer Fußgangrän oder aus Dekubitus läßt sich nicht selten B. fragilis (jedoch keine anderen anaeroben Darmkeime) isolieren [45]. B. fragilis ist der vorherrschende anaerobe Sepsiserreger; als Sepsis-Herde kommen auch extraabdominale Prozesse in Betracht [42].

Experimentell wurde Adhärenz von B. fragilis in vivo an Rattenperitonealmesothelium [29] und in vitro Wachstum von B. fragilis auf Trachealexplant von Kaninchen [28] und sogar auf Vero- und HeLa-Zellkulturen usw. [25] erzielt.

3.4 Das chemotherapeutische Argument

Von zahlreichen Autoren ist – mit zum Teil sehr unterschiedlichen Tendenzen – die Frage diskutiert worden, ob bestimmte Merkmale der In-vitro-Empfindlichkeit bzw. der klinischen Chemotherapie als Beleg für die pathogene Bedeutung endogener Anaerobier gelten können.

Aminoglykoside sind bekanntlich gegen Anaerobier generell unwirksam [42]; besonders ausgeprägt ist Aminoglykosidresistenz bei Bacteroides fragilis und verwandten Erregern, die z. B. Gentamicin-MHK-Werte von $\geq$ 256 µg/ml zeigen. Dementsprechend versagen Aminoglykoside bei anaeroben Monoinfektionen, falls sie hier versehentlich als alleinige Therapie eingesetzt werden [42]. Auch bei anaerob-aeroben Mischinfektionen erweist sich eine Aminoglykosid-Monotherapie häufig als unwirksam und gilt daher in klinisch wichtigen Situationen mit Anaerobierbeteiligung (Peritonitis, pelvine Infektionen, Aspirationspneumonie u. a.) als unzulässig.

Die antibakterielle Wirkung von Metronidazol (und ähnlichen Nitroimidazolen) erstreckt sich ausschließlich auf strikte Anaerobier; letztere werden lückenlos erfaßt [46]. Mit Hilfe der exklusiven Anaerobierwirksamkeit von Metronidazol kann ex juvantibus auf die pathogene Rolle von Bacteroides-Arten und anderen strikten Anaerobiern geschlossen werden. In diesem Zusammenhang sind nicht nur Therapieerfolge bei anaerober Monoinfektion [36], sondern auch die durch Metronidazol-Monotherapie gesetzten Effekte bei anaerob-aeroben Mischinfektionen von Belang [16, 42]. Auch die Verhinderung infektiöser Komplikationen in der Dickdarmchirurgie durch eine Metronidazol-Prophylaxe läßt sich nur durch die Anaerobierwirksamkeit der Substanz erklären [22]. Die Phagozytose-inhibierende Wirkung von Bacteroides fragilis, die in vitro Proteus mirabilis u. a. vor der Phagozytose und Abtötung durch polymorphkernige Granulozyten schützt, geht nach Metronidazol-Behandlung des Anaerobiers verloren [16]. Es wurde vermutet, daß in vivo bei der Ausheilung von anaerob-aeroben Mischinfektionen unter Metronidazol-Therapie ähnliche Mechanismen eine Rolle spielen [16].

Beta-Laktamase-Aktivität findet sich nicht nur bei Bacteroides-Stämmen aus pathologischem Material, sondern auch bei Isolaten aus der Darmflora [10]. Besonders häufig und ausgeprägt ist Beta-Laktamase-Aktivität bei Bacteroides fragilis und B. thetaiotaomicron [10, 37]. Inaktiviert werden vor allem Cephalosporine mit Ausnahme von Cefoxitin und Latamoxef [10, 37]. Klinische und experimentelle Befunde sprechen dafür, daß auch in vivo Bacteroides-Beta-Laktamase – zumindest in bakterienreichen Infektionsprozessen – zur Inaktivierung von Cephalosporinen und Penicillinen beitragen kann. In Tierversuchen wurde gezeigt, daß in B. fragilis-Abszessen niedrigere Cefoperazon-Konzentrationen vorliegen als in sterilen Abszessen [20]. Bei mischinfizierten Patienten könnten ähnliche Phänomene dazu führen, daß erstens die Anaerobier persistieren und zweitens der – gewünschte – Cephalosporin-Effekt gegen aerobe Erreger ausbleibt [7]. Ohne daher selbst ein (primärer) Virulenzfaktor zu sein, kann die Bacteroides-Beta-Laktamase unter bestimmten therapeutischen Bedingungen den Verlauf der Infektion beeinflussen.

3.5 Anaerob-aerober infektiöser Synergismus

Bei intraabdominalen und pelvinen Infektionsprozessen, Aspirationspneumonie u. a. sind anaerob-aerobe Mischinfektionen die Regel. Bestimmte Anaerobier (und die zugehörigen Aerobier) herrschen an den jeweiligen Infektionslokalisationen so sehr vor, daß von typischem bzw. charakteristischen Erregerassoziationen gesprochen werden kann (Tabelle 7). Aus der Regelhaftigkeit der polybakteriellen Infektionsätiologie darf auf eine interdependente synergistische Pathogenese geschlossen werden.

Experimentelle Untersuchungen könnten die Frage zu lösen anstreben, ob bei der Pathogenese der anaerob-aeroben Mischinfektion der anaerobe Keimanteil eher Hilfestellung von seiten der Aerobier erhält oder ob die Abhängigkeitsverhältnisse umgekehrt zu sehen sind oder ob die Vorteile auf beiden Seiten liegen. Entsprechende Untersuchungen mit den für bestimmte Infektionslokalisationen typischen Erregerduos, -trios usw. (Tabelle 7) sollten in vitro und in vivo durchgeführt werden.

Offensichtlich ist, daß die Lösung der medizinisch relevanten Probleme der Mischinfektions-Ätiopathogenese nicht von tierexperimentellen Studien mit animalen Keimen (z. B. Ratte plus Rattenzoekalinhalt) erwartet werden darf. Medizinisch relevante Tierversuche sollten vielmehr mit Keimmaterial humaner Herkunft, speziell mit artifiziell

Tabelle 7 Typische Erregerassoziationen bei klinisch wichtigen Infektionen

Manifestation	Anaerobier	Aerobier (bzw. fakultative Anaerobier)
Peritonitis; intra-abdominale Infektion	Bacteroides fragilis B. thetaiotaomicron	Escherichia coli; Enterokokken
Pelvine Infektion	Bacteroides bivius	Escheria coli; B-Streptokokken
Aspirationspneumonie	Bacteroides oralis B. gingivalis Fusobacterium fusiforme (F. nucleatum)	Streptococcus spp. Eikenella corrodens u. a.

rekombinierten Mischkulturen unter Beachtung manifestationstypischer Erregerassoziationen durchgeführt werden. Doch ist das hier herausgestellte Prinzip in der umfänglichen tierexperimentellen Anaerobierliteratur bislang nur von wenige Autoren beachtet worden [8, 23].

4. Endogene Anaerobier-Infektionen aus nosokomialer Sicht

Bei der quasi-ubiquitären Verfügbarkeit der endogenen Anaerobier wird die spezielle Prädisposition zum entscheidenden Faktor für die Entstehung von Infektionen: Trauma, Operation, Aspiration und andere mit Nekrosebildung einhergehende Ereignisse erhöhen, insbesondere bei Patienten mit diabetischen oder atherosklerotischen Gefäßleiden, außerdem unter Kortikosteroidtherapie und generell bei Intensivpatienten, das Risiko einer Manifestation von Anaerobier-Infektionen (Tabelle 8). Zellzahl und Virulenz der Erreger sowie polybakterielle Assoziation spielen ebenfalls eine wichtige Rolle (Tabelle 8). Als möglicher Negativaspekt der modernen Antibiotikatherapie kommt Anaerobierselektion hinzu, z . B. durch aminoglykosidbedingte Aerobiereliminierung aus mischinfizierten Prozessen oder durch partielle Unwirksamkeit bestimmter Beta-Laktam-Antibiotika gegen Bacteroides fragilis und verwandte Erreger.

Der Versuch einer Prävention endogener Anaerobier-Infektionen müßte bei der Prädisposition ansetzen und eine Virulenzsteigerung, z. B. durch antibiotische Selektion, nach Möglichkeit verhindern.

Bei vielen Klinikpatienten stellt sich das Infektionsgeschehen – je nach Eintrittspforte und Manifestation – als ein recht kompliziertes Wechselspiel von endogenen und exogenen polybakteriellen Ätiologien dar. Bei Polytraumatisierten folgt der primären anaerobier-bedingten Aspirationspneumonie unter der Langzeitbeatmung nicht selten die nosokomiale (exogene) Infektion durch aerobe gramnegative Hospitalkeime wie Klebsiella-, Enterobacter- und Pseudomonas-Arten. Auch bei ausgedehnten Bauchraumprozessen oder Wundinfektionen ist Erregerwechsel keine Seltenheit. Diagnostisch läßt sich

Tabelle 8 Pathogenese und Prädisposition

Erreger		*Wirt*
Spezies (inokulierte Zellzahl, Virulenz, Vitalität)		Nekrose (Trauma, Operation, Fremdkörper)
Mikrobielle Assoziation	→ Anaerobier-infektion ←	Aspiration
Antibiotische Selektion		Hypoxie (atherosklerotische oder diabetische Angiopathie)
		Malignome
		Schock
		Alkoholismus
		Immunsuppressivtherapie
		Kortikosteroidtherapie

die aerobe Ätiologie wegen der leichten Züchtung der Erreger laufend erfassen. Nosokomiale Infektionsstatistiken sollten jedoch nicht nur aerobe Erreger enthalten; denn postoperative Abdominalinfektionen u. a. Prozesse gelten nosologisch schon als nosokomial (d. h. durch den Krankenhausaufenthalt bedingt), wenn noch keine Hospitalkeime im engeren Sinn, sondern endogene Anaerobier vorliegen.

Literatur

[1] Bjornson, A. B. et al.: Participation of normal human immunoglobulins M, G, and A in opsonophagocytosis and intracellular killing of Bacteroides fragilis and Bacteroides thetaiotaomicron by human polymorphonuclear leukocytes. Infect. Imm., *28* (1980), 633–637.

[2] Casciato. D. A. et al.: In vitro interaction of Bacteroides fragilis with polymorphonuclear leukocytes and serum factors. Infect. Imm., *11* (1975), 337–342.

[3] Dahlén, G., I. Mattsby-Baltzer: Lipid A in anaerobic bacteria. Infect. Imm., *39* (1983), 466-468.

[4] Fraser, A. G., R. Brown: Neuraminidase production by Bacteroidaceae. J. Med. Microbiol., *14* (1981), 63–76.

[5] Fujimura, S., T. Nakamura: Isolation and characterization of proteases from Bacteroides melaninogenicus. Infect. Imm., *33* (1981), 738–742.

[6] Gregory, E. M., C. H. Dapper: Isolation of iron-containing superoxide dismutase from Bacteroides fragilis: reconstitution as a Mn-containing enzyme. Arch. Biochem. Biophys., *220* (1983), 293–300.

[7] Hackmann, A. S., T. D. Wilkins: Comparison of cefoxitin and cephalothin therapy of a mixed Bacteroides fragilis and Fusobacterium necrophorum infection in mice. Antimicrob. Ag. Chemother., *8* (1975), 224–225.

[8] Hagen, J. C. et al.: Experimental intraabdominal abscess formation by Escherichia coli and Bacteroides fragilis. Eur. J. Clin. Microbiol., *2* (1983), 43–49.

[9] Hammann, R. et al.: Neuraminidases of Bacteroidaceae. Zbl. Bakt. Hyg., I. Abt. Orig. A., *248* (1981), 526–531.

[10] Hammann, R. et al.: β-Lactamase activity of intestinal saccharolytic Bacteroides spp. and members of the B. melaninogenicus and B. oralis groups determined by substrate profiles. In: Current Chemotherapy and Infectious Disease. Proc. 11th Int. Congr. Chemother. and 19th Intersc. Conf. Antimicrob. Ag. Chemother. (J. D. Nelson, C. Grassi, Eds.), p. 756–758. Am. Soc. Microbiol., 1980.
[11] Hofstad, T.: Lipopolysaccharides from anaerobic gram-negative rods. Infection, *8* (1980) Suppl. 2, 136–137.
[12] Hofstad, T., K. Sveen: The chemotactic effect of Bacteroides fragilis lipopolysaccharide. Rev. Infect. Dis., *1* (1979), 342–346.
[13] Holdeman, L. V., J. L. Johnson: Bacteroides disiens sp. nov. and Bacteroides bivius sp. nov. from human clinical infections. Int. J. System. Bact., *27* (1977), 337–345.
[14] Holdeman, L. V., J. L. Johnson: Description of Bacteroides loescheii sp. nov. and emendation of the descriptions of Bacteroides melaninogenicus (Oliver and Wherry) Roy and Kelly 1939 and Bacteroides denticola Shah and Collins 1981. Int. J. Syst. Bact., *32* (1982), 399–409.
[15] Holdeman, L. V. et al.: Bacteroides oris and Bacteroides buccae, new species from human periodontitis and other human infections. Int. J. Syst. Bact., *32* (1982), 125–131.
[16] Ingham, H. R. et al.: Inhibition of phagocytosis in vitro by obligate anaerobes. Lancet, *ii* (1977), 1252–1254.
[17] Johnson, J. L.: Taxonomy of the Bacteroides. I. Desoxyribonucleic acid homologies among Bacteroides fragilis and other saccharolytic Bacteroides species. Int. J. Syst. Bact., *28* (1978), 245–256.
[18] Johnson, J. L., D. A. Ault: Taxonomy of the Bacteroides. II. Correlation of phenotypic characteristics with desoxyribonucleic acid homology groupings for Bacteroides fragilis and other saccharolytic Bacteroides species. Int. J. Syst. Bact., *28* (1978), 257–268.
[19] Johnson, J. L., L. V. Holdeman: Bacteroides intermedius comb. nov. and descriptions of Bacteroides corporis sp. nov. and Bacteroides levii sp. nov. Int. J. Syst. Bact., *33* (1983), 15–25.
[20] Joiner, K. A. et al.: Antibiotic levels in infected and sterile subcutaneous abscesses in mice. J. Infect. Dis., *143* (1981), 487–494.
[21] Kasper, D. L. et al.: Surface antigens as virulence factors in infection with Bacteroides fragilis. Rev. Infect. Dis., *1* (1979), 278–288.
[22] Keighley, M. R. B. et al.: Prophylaxis against anaerobic sepsis in bowel surgery. Br. J. Surg., *63* (1976), 538–541.
[23] Kelly, M. J.: The quantitative and histological demonstration of pathogenic synergy between Escherichia coli and Bacteroides fragilis in guinea-pig wounds. J. Med. Microbiol., *11* (1978), 513–523.
[24] Marx, A. et al.: Purification and properties of a new neuraminidase from Bacteroides bivius. Hoppe-Seyler's Z. Physiol. Chem., *361* (1980), 300–301.
[25] Matsuyama, T. et al.: Cultivation of Bacteroides fragilis in tissue culture. J. Infect. Dis., *145* (1982), 859–862.
[26] Müller, H. E., H. Werner: In vitro-Untersuchungen über das Vorkommen von Neuraminidase bei Bacteroides-Arten. Path. Microbiol., *36* (1970), 135–152.
[27] Müller, H. E., H. Werner: Die Neuraminidase als pathogenetischer Faktor bei einem durch Bacteroides fragilis bedingten Abszeß. Z. med. Mikrobiol. u. Immunol., *156* (170), 98–106.
[28] Murakami, T. et al.: Growth of Bacteroides fragilis in rabbit tracheal organ culture: anaerobiosis and tissue respiraton. Infect. Imm., *34* (1981), 1062–1064.
[29] Onderdonk, A. B. et al.: Adherence of Bacteroides fragilis in vivo. Infect. Imm., *19* (1978), 1083–1087.
[30] Rudek, W., R.-U. Haque: Extracellular enzymes of the genus Bacteroides. J. Clin. Microbiol., *4* (1976), 458–460.
[31] Shah, H. N., M. D. Collins: Bacteroides buccalis, sp. nov., Bacteroides denticola, sp. nov., and Bacteroides pentosaceus, sp. nov., new species of the genus Bacteroides from the oral cavity. Zbl. Bakt. Hyg., I. Abt. Orig. C, *2* (1981), 235–241.
[32] Snydman, D. R. et al.: Bacteroides bivius and Bacteroides disiens in obstetrical patients: clinical findings and antimicrobial susceptibilities. J. Antimicrob. Chemother., *6* (1980), 519–525.
[33] Steffen, E. K., D. J. Hentges: Hydrolytic enzymes of anaerobic bacteria isolated from human infections. J. Clin. Microbiol., *14* (1981), 153–156.
[34] Sundquist, G. et al.: Phagocytosis of Bacteroides melaninogenicus and Bacteroides gingivalis in vitro by human neutrophils. J. Periodont. Res., *17* (1982), 113–121.

[35] Sundquist, G., E. Johansson: Bactericidal effect of pooled human serum on Bacteroides melaninogenicus, Bacteroides asaccharolyticus and Actinobacillus actinomycetem-comitans. Scand. J. Dent. Res., *90* (1982), 29–36.

[36] Tally, F. P. et al.: Treatment of anaerobic infections with metronidazole. Antimicrob. Ag. Chemother., *7* (1975), 672–675.

[37] Timewell, R. et al.: The β-lactamases of Bacteroides species. J. Antimicrob. Chemother., *7* (1981), 137–146.

[38] Van Steenbergen, T. J. M. et al.: Confirmation of Bacteroides gingivalis as a species distinct from Bacteroides asaccharolyticus. Int. J. Syst. Bact., *31* (1981), 236–241.

[39] Von Nicolai, H. et al.: Isolation and characterization of sialidase from Bacteroides fragilis. FEMS Micobiol. Letters, *17* (1983), 217–220.

[40] Watabe, J. et al.: Taxonomic study of Bacteroides oralis and related organisms and proposal of Bacteroides veroralis sp. nov. Int. J. Syst. Bact., *33* (1983), 57–64.

[41] Werner, H.: Differentiation and medical importance of saccharolytic intestinal Bacteroides. Arzneim.-Forsch. (Drug Res.), *24* (1974), 340–343.

[42] Werner, H.: Anaerobier-Infektionen – Pathogenese, Klinik, Therapie. Thieme, Stuttgart, 1981.

[43] Werner, H. et al.: In vitro studies on the activity of egg-white lysozyme, alone and in combination with antimicrobials, against clinically significant anaerobes. In: Anaerobes and Anaerobic Infection (G. Gottschalk, N. Pfennig, H. Werner, Eds.), pp. 77–81. G. Fischer, Stuttgart, 1980.

[44] Werner, H., R. Hammann: Comparative studies of normal anaerobic flora and infectious processes in man as a means to establish the virulence of Bacteroides species. VIth Int. Symp. Gnotobiol., June 6–10, 1978, Ulm/Neu-Ulm. In: Clin. and Experim. Gnotobiotics (Fliedner et al., Eds.), Zbl. Bakt. Suppl., *7* (1979), 193–196.

[45] Werner, H., C. Krasemann: Die anaerob-aerobe Mischinfektion – klinische Bedeutung und Diagnose. In: Anaerobierinfektionen im Bereich des Abdomens (J. Eisenbach, Ed.), pp. 7–20. Perimed, Erlangen, 1983.

[46] Werner, H. et al.: Metronidazol-Empfindlichkeit von Anaerobiern – Vergleich mit anderen Chemotherapeutika. Münch. med. Wschr., *122* (1980), 633–636.

[47] Werner, H. et al.: Zur Häufigkeit und pathogenetischen Bedeutung von Anaerobiern bei Kolpitis. Arch. Gynecol. *228* (1979), 620–621.

[48] Werner, H., H. E. Müller: Immunelektrophoretische Untersuchungen über die Einwirkung von Bacteroides-, Fusobacterium-, Leptotrichia- und Sphaerophorus-Arten auf menschliche Plasmaproteine. Zbl. Bakt. I Orig., *216* (1971), 96–113.

Die Rolle anaerober Keime im Rahmen gnotobiotischer Maßnahmen beim Menschen

E. Haralambie, G. Linzenmeier

Gnotobiotik bedeutet in der Humanmedizin die Kenntnis von der Zusammensetzung der mikrobiellen Biozönosen am/im menschlichen Organismus sowie auch die Kenntnis von den mikro-makrobiologischen Interaktionen daselbst.

Erste gnotobiotische Erfahrung am menschlichen Körper machte Antoni van Leeuwenhoek [6]. Er beschrieb 1719 Mikroorganismen, die wir heute an unseren Zähnen nachweisen können. 160 Jahre später stellte Duclaux – ein Student Pasteurs – fest, daß Pflanzen nur bei Anwesenheit bestimmter Mikroorganismen atmosphärischen Stickstoff zu organischen Kohlenstoffkomponenten binden können.

Pasteur stellte 1885 die Hypothese auf, daß tierisches Leben ohne Mikroorganismen nicht möglich sei. Dieser Ansicht widersprach der Schweizer Nencki, er war der Überzeugung, daß Leben ohne Mikroorganismen begünstigt sei. Diese Auseinandersetzung zwischen Pasteur und Nencki stellt den Beginn der Gnotobiologie dar [14]. Wir wissen heute, daß beide Ansichten in bestimmtem Maße richtig sind, aber auch heute – fast 100 Jahre später – ist es ein Hauptproblem gnotobiotischer Untersuchungen, die physiologische Nützlichkeit, Notwendigkeit von Keimen festzustellen, die unter bestimmten vielfach unbekannten Umständen mikro-makrobiologischer Ambianz schädlich werden können.

Mit den 60er Jahren dieses Jahrhunderts begann weltweit eine intensive Forschungstätigkeit im Bereich der Gnotobiotik. In Europa waren es zunächst die Pionierarbeiten von Gustafsson [15], in Deutschland Untersuchungen einer Forschergruppe [5], die im Rahmen der DFG (Deutschen Forschungsgemeinschaft) Richtlinien zur bakteriologischen Stuhluntersuchung festlegte. Diese wurden durch fast gleichzeitig erfolgende Arbeiten von Mitsuoka [31] in Japan, von Reutter [34], von Gordon [13], Moore [32] und Holdeman [23] bestätigt und ergänzt. Zur Zeit gibt es in Westeuropa zwei wissenschaftliche internationale Gesellschaften, die sich mit der Gnotobiotik befassen: die European Gnotobiotics Association (EGA) und die Gnotobiotic Project Group der European Organisation for Research on Tumor and Cancer (EORTC). In Frankreich gibt es die nationale AFPG, in England den Gnotobiotic Club. In Westdeutschland haben wir z. Zt. keine Vereinigung der Gnotobiotiker, im Bereich der Humanmedizin gibt es jedoch zwei Zentren, Ulm und Essen, die intensiv im Rahmen der EORTC Gnotobiotic Group mitarbeiten. In der DDR sind es die Arbeiten von Haenel, Müller-Beuthow, H. Bernhardt und M. Knoke. Die klinische Anwendung gnotobiotischer Untersuchungen wurde erst sinnvoll, nachdem durch eine Vielzahl von Beobachtungen einzelner zu einem Biotop gehörender Bakterienspezies festgelegt wurde, was als physiologisch oder unphysiologisch bezeichnet werden konnte [23, 31, 32, 33, 34, 39, 40, 46, 47].

Die Notwendigkeit solcher Untersuchungen ergab sich, nachdem Infektionen endogenen Ursprungs immer bewußter wurden [3, 4, 10, 36, 37], aber auch schädigende Einwirkungen einer immer besser zu erfassenden Dysbiose zutage traten [8, 12, 22, 28].

Ungeachtet der vielen Erkenntnisse, die wir z. Zt. auf dem Gebiet der Gnotobiotik bereits besitzen, sind wir noch weit davon entfernt, sicher „Normales" im Sinne einer Eubiose von „Abnormalem" im Sinne einer Dysbiose [17] stets unterscheiden zu können. Gnotobiotische Aussagen können immer nur im Zusammenhang mit den augenblicklichen technischen Möglichkeiten und den z. Zt. geltenden Erkenntnissen gemacht werden [28].

Gnotobiotische Untersuchungen werden vorgenommen zur Erkennung und vor allem zur Verhütung exo- und endogener Infektionen bei besonders infektgefährdeten Patienten.

In diesem Sinne wurden eigene Untersuchungen zuerst im Rahmen der Dickdarm-Chirurgie bei *Kolonkarzinom-Patienten* durchgeführt. In Zusammenarbeit mit Kollegen unserer chirurgischen Klinik konnte Mitte der 70er Jahre bei gleichem chirurgischem Vorgehen durch prä- und perioperative antibiotische Dekontamination des Darmes ein Rückgang der postoperativen Infektionen von 48,7% auf weniger als 10% erreicht werden, wobei schwere Komplikationen wie Peritonitis, Stuhlfistel oder Sakralabszeß nicht beobachtet wurden. Unsere gnotobiotischen Untersuchungen zeigten deutlich, daß bei diesen Patienten in 92% eine Dysbiose bestand, ausgeprägt vorwiegend durch eine Zunahme der potentiell pathogenen aeroben Mikroorganismen (ppmo) und eine Abnahme der obligaten Bifiduskeime. Auffallend war eine Zunahme von Clostridien, nicht nur in der Keimzahlhöhe, sondern auch in der Keimvielfalt in einer Stuhlprobe. Aufgrund dieser – im Vergleich zu einem Normalkollektiv – auffälligen Befunde, beschäftigten wir uns näher mit den sogenannten „anderen" Clostridien, den „anderen" im Gegensatz zu C. perfringens.

Entgegen den Beobachtungen von Finegold [11] bestätigen unsere Untersuchungen die Befunde von Hill, Drasar und Goddard [8, 12] über das gehäufte Auftreten sogenannter NDC (Steroid Nucleus Dehydrogenating Clostridia) bei Kolonkarzinom-Patienten [20]. Hinsichtlich *postoperativer Komplikationen* wollten wir die Beteiligung aerober/anaerober Keime bei dem postoperativen infektiösen Wundgeschehen erfassen und untersuchten 174 Wundabstriche. Von 140 positiven Wundabstrichen zeigten 23 das Wachstum nur von Anaerobiern (16,42%), Mischinfektionen wurden bei 42/140 Abstrichen (30%) nachgewiesen (Tabellen 1 und 2). Auffallend war, daß von 218 gezüchteten Aerobiern 64 Stämme zunächst nur anaerob anwuchsen, vorwiegend Streptokokken und Staphylokokken, was bei nicht genügend langer Überprüfung der Aero- oder Mikroaerophilie zu Fehlinterpretationen führen kann, zu einer Einordnung als Pepto- oder Peptostreptokokken. Auffallend war auch, daß Streptokokken der Gruppe F – die ja zumeist nur anaerob anwachsen – in der Anaerobiose ein schwarzes Pigment aufwiesen und wir zuerst – dem mikroskopischen und makroskopischen Aussehen nach – dem Pigment und der Anaerobiose zufolge an Peptostreptococcus anaerobius dachten. Zusammenfassend ließ sich bei dieser Untersuchung feststellen, daß beim postoperativen abdominellen Wundgeschehen Anaerobier insgesamt zu 46,42% beteiligt sind, etwas häufiger als E. coli mit 30% und S. aureus mit 27%.

Tabelle 1 Anzahl und Art des Wachstums der aus 140 abdominalen, postoperativen Wundabstrichen isolierten Aerobier, einschließlich Mischkulturen mit Anaerobiern

Aerobier	N	davon nur anaerob N	Gesamt %
E. coli	42	8	30,00
S. aureus	38	12	27,07
Proteus spec.	31	2	22,14
Klebsiella spec.	25	3	17,85
Enterokokken	25	17	17,85
Ps. aeruginosa	14	2	10,00
β-haemolysierende Streptokokken	14	6	10,00
anhaem. Streptokokken	10	2	7,14
anhaem. Staphylokokken	12	11	8,57
Corynebakterien	4	3	2,85
Alcaligenes	1	–	–
Serratia spec.	1	–	–
Candida albicans	1	–	–

Tabelle 2 Anaerobier isoliert aus 140 abdominalen, postoperativen Wundabstrichen in Rein- oder Mischkultur mit Aerobiern

Gramnegative Anaerobier Species/ Subspec.	N	%	Grampositive Anaerobier Species/ Subspec.	N	%
Gramnegative sporenlose Stäbchen	18	12,85	Grampositive sporenlose Stäbchen	2	
B. fragilis	4		Eubacterium spec.		
B. vulgatus	1		Clostridien	16	11,42
B. incommunis	1		C. perfringens	11	
B. thetaiotaomicron	1		C. histolyticum	1	
BPB (black pigmented bacteroides)	1		C. multifermentans	1	
Fusobacterium	2		Grampositive anaerobe Kokken	15	10,71
Gramnegative Kokken Veillonella	1		Peptokokken	1	
			Peptostreptokokken	10	

Intensive gnotobiotische Betreuung führen wir auch bei *Leukämiepatienten* durch. Schon 1966 wurde darauf hingewiesen, daß bei guter Möglichkeit für Thrombozytenersatz Infektionen bis zu 80% letale Komplikationen der Leukämien waren [44]. Bodey und Mitarb. fanden Infektionen als Todesursache zu 75% bei akuter Leukämie und zu 50% bei anderen malignen Erkrankungen [4]. Schimpff bestätigte schon früher, daß die empirisch eingesetzte Antibiotikatherapie febriler Schübe bei Krebspatienten eine anerkannte Therapie sei, die Wahl der Mittel sei jedoch zu diskutieren [36]. Seine weiteren Untersuchungen zeigten auch, daß 55% der Infektionen endogenen, also 45% exogenen Ursprungs waren [36, 37].

Nicht nur Dekontamination, sondern gleichzeitige Isolation waren notwendig zur wirksamen Bekämpfung der Infektionen hochgradig resistenzgeminderter granulozytopenischer Patienten. Eigene und gemeinsame Untersuchungen der EORTC Gnotobiotic Group bestätigten dies [7, 10, 19]. Über die eingesetzten Antibiotika, über den Erregerwechsel bei nosokomialen Infektionen exo- oder endogenen Ursprungs von grampositiven Kokken über aerobe gramnegative Stäbchen, vor allem Ps. aeruginosa, bis erneut zu Kokken und Pilzen, ist in einer Vielzahl von Veröffentlichungen berichtet worden, jedoch kaum etwas über das Verhalten der Anaerobier [25, 24]. Dies ist um so verwunderlicher, als mit der intensiven Antibiotika-Prophylaxe und -Therapie in Ökosysteme eingegriffen wird, in denen das Verhältnis Aerobier/Anaerobier von der Mehrzahl der Anaerobier geprägt wird.

Untersuchungen von van der Waaij u. a. ließen ihn den Begriff der *„colonisation resistance"* prägen [43], den Begriff des Widerstandes gegen Fehl- oder Fremdbesiedlung. Es wird angenommen, daß die „colonisation resistance" von bakterieller Seite durch die Gesamtheit der Anaerobier gegeben sei, keineswegs durch Aerobier wie E. coli oder Enterokokken. Eine Abnahme der Anaerobier-Barriere, also der „colonisation resistance" wird nach Welling erkennbar durch das Auftreten des β-Aspartylglyzins im Stuhl, eines Enzyms, welches von Bakterien im Stuhl abgebaut wird. Der β-Aspartylglyzin-Nachweis im Stuhl soll Indiz einer möglichen endogenen Infektion sein, in der Vorstellung, daß in die – dank der Antibiotikatherapie – entstandenen Freiräume nun aggressive „ppmo" eindringen können [45, 46]. Die gnotobiotische Überwachung solcher Patienten ist dann in der granulozytopenischen Phase ein absolutes Muß. Mit der Zeit wurde jedoch die totale Dekontamination bei der „einfachen" Behandlung der Leukämiepatienten durch die *selektive Dekontamination* ersetzt [14, 42], d. h. man ist um ein prophylaktisch einzusetzendes Therapiekonzept mit oralen nicht-resorbierbaren Antibiotika bemüht, welches die aeroben ppmo – auch E. coli und Enterokokken – beseitigt unter Belassung der anaeroben Darmbakterien.

Ganz so undifferenziert darf die Situation unseren Erfahrungen nach nicht betrachtet werden. TMP/SMZ (Trimethoprim/Sulfamethoxazol) ist z. B. ein Mittel, welches gerne zur selektiven Dekontamination des Darmes eingesetzt wird, zumal es auch wirksam gegen Pneumocystis carinii ist. Es ermöglicht im allgemeinen eine gute selektive Dekontamination hinsichtlich der aeroben ppmo, die saccharolytischen Bacteroides werden nicht beeinflußt, Bifidusbakterien vermindern sich in 27% der Proben. Wir beobachteten jedoch, daß die clostridiale Besiedlung bei Lanzeittherapie so verändert wurde, daß wir die Biotop-Kulturen dieser Patienten im Gegensatz zu anderen sofort erkannten. Die Zunahme bestimmter Clostridienspezies wie C. innocuum, C. clostridiiforme, auch C. difficile, prägten das Gesamtbild [18].

C. difficile als Erreger der Antibiotika-induzierten Diarrhoe ist hinlänglich bekannt, wir züchteten es auch aus der Blutkultur während der Sepsis einer mit TMP/SMZ behandelten Leukämiepatientin. Obgleich Epidemien mit C. difficile auf onkologischen und anderen Stationen beschrieben wurden [1, 24], konnten wir solche Übertragungen bei unseren Leukämiepatienten nicht beobachten. Ich führe das zurück auf die Isolierung dieser Patienten während der granulozytopenischen Phase, auf das stärkere Bewußtsein der notwendigen Infektionsprophylaxe im Umgang mit solchen Patienten, wie auch auf die Polychemo- und Polyantibiotika-Therapie. Wir konnten dagegen einen Ausbruch plötzlich einsetzender C. difficile-Diarrhoe auf einer orthopädischen Station beobachten, wobei auch Patienten erfaßt wurden, die keine Antibiotikatherapie erhielten. Auffallend war, daß bei allen Patienten eine Dysbiose bestand. Aus gnotobiotischer Sicht mag u. a. auch die mangelnde Hemmwirkung der Enterokokken eine Rolle spielen; diese wurde zumindest *in vitro* nachgewiesen [29], eine Erfahrung, die auch wir retrospektiv nach Durchsicht unseres Untersuchungsgutes im allgemeinen bestätigen können.

C. perfringens ist ein anderes Clostridium, welches dem Gnotobiotiker Probleme schafft. Wir können C. perfringens bis zu einer Keimzahl 10^4/g Stuhl als Normalbesiedlung betrachten, ansteigende Keimzahlen innerhalb der Biozönose sind jedoch ein Hinweis auf mangelnde Hemmfaktoren, eine Situation, welche u. U. die Ausbildung seiner unterschiedlichen Enzyme ermöglicht. Wir wissen, daß C. perfringens leichte bis schwere Enterokolitiden verursachen kann [27], wir finden aber ebenso hohe Keimzahlen (10^7/g Stuhl und mehr) bei hartnäckiger Obstipation. Es ist irritierend für den Untersucher zu beobachten, daß innerhalb der Biozönose Änderungen durch C. perfringens auftreten, ohne die nachfolgende Entwicklung überschauen zu können. Hohe Keimzahlen (10^7–10^9/g Stuhl) fanden wir bei Patienten mit C. perfringens-Sepsis.

Bei Clostridien ist auch die duale Existenzform zu beachten. Man kennt einige Bedingungen der Versporung, man weiß jedoch wenig über die Umstände, die zum Auskeimen führen [21]. Diese sind jedoch von Bedeutung, seitdem wir wissen, daß auskeimende Clostridien andere Eigenschaften als ihre vegetativen Formen besitzen können [35]. Wir beobachteten unter der TMP/SMZ-Prophylaxe nicht nur einen häufigeren Nachweis des vegetativen C. innocuum, sondern im Vergleich zu Gesunden auch eine stärkere Versporung [18]. Auch bei Colonkarzinom-Patienten können hohe Keimzahlen vegetativer Clostridien von hohen Sporenzahlen der gleichen Spezies begleitet sein. Wir wissen nicht, ob eine verstärkte Versporung dem Auskeimen vorausgeht im Sinne der Bereitung bestimmter histochemischer Eigenschaften.

Gramnegative anaerobe Stäbchen, vor allem saccharolytische Bacteroides, zeigen gegenüber Dekontaminationsmaßnahmen im allgemeinen einen größeren Widerstand als z. B. Bifidusbakterien oder Eubakterien. Auch asaccharolytische Bacteroides scheinen empfindlicher zu sein.

Bei der Knochenmark-Transplantation (KMT) erstreben wir zur Vermeidung einer Graft-versus-Host-Reaktion (GVH) die totale Dekontamination. Die Wiederstandskraft der saccharolytischen Bacteroides zeigte sich auch bei einer Patientin, die im Stuhl stets Bacteroides in Keimzahlen von 10^9–10^{10}/g aufwies. Sie verstarb an interstitieller Pneumonie zu einer Zeit, da uns die interstitielle Pneumonie Schwierigkeiten bereitete. Diese KMT-Komplikation wird als ein Kombinationsschaden angesehen. Der Strahlenschaden der Lunge ist die Basis, auf welcher sich die verschiedensten Erreger festsetzen können, zu 30% wird Zytomegalie-Virus nachgewiesen. Wir isolierten bei dieser Patientin aus Lunge, Herz, Leber und Niere B. thetaiotaomicron, auf dessen Pathogenität Werner schon hingewiesen hat.

Bei zwei anderen KMT-Leukämikern bestand eine Paradentopathie, und wir konnten über einen Zeitraum von 9 Wochen unter Antibiotikatherapie die unterschiedlichsten gramnegativen Anaerobier züchten, wie B. melaninogenicus, B. gingivalis, B. oralis, Capnocytophaga ochracea, Veillonella parvula und V. alcalescens, Eubacterium lentum, E. contortum und E. tortuosum wie auch Peptostreptococcus anaerobius. Wir fanden sie in Keimzahlen von 10^3–10^6/ml Rachenspülflüssigkeit. Die endotoxische Wirkung der gramnegativen, vor allem oralen, Anaerobier sollte beachtet werden. Seit dieser Erfahrung wird vor der Transplantation nicht nur auf die Sanierung einer Pilzinfektion geachtet, sondern auch auf die Sanierung des Zahnzustandes.

Die breit gefächerte Antibiotikaprophylaxe und -therapie bei unseren Leukämiepatienten und die gleichzeitige gnotobiotische Überwachung hat zu einer Reduzierung bakterieller Infektionen geführt. Beeindruckend sind aber die Infektionen bei solchen Patienten, die ohne gnotobiotische Betreuung und Antibiotikabehandlung sind. So konnten wir bei einer solchen Patientin im eitrigen Pleurapunktat gleichzeitig C. innocuum, C. subterminale, B. fragilis und E. lentum nachweisen – eine reine Anaerobier-Infektion, die letztlich zum Tode der Patientin führte.

Bei gnotobiotischen Untersuchungen im Rahmen gastro-intestinaler Erkrankungen sind wir bemüht, u. a. auch eine Art Leitkeim zu erfassen. Als solcher gilt für uns B. asaccharolyticus. Die bisher vielerorts durchgeführten Studien über diesen Keim lassen annehmen, daß er sich gerne da aufhält, wo Ulzerationen vorhanden sind. Wir fanden B. asaccharolyticus in Keimzahlen von 10^7/g Stuhl bei einem Patienten, der nach einem Auslandsaufenthalt über Leibschmerzen klagte. Eine erste Untersuchung auf Parasiten verlief negativ. Der Nachweis des Keimes ließ aber Schleimhautulzerationen annehmen. Nach einem Gespräch mit dem einsendenden Arzt und erneuter Einsendung auf Parasiten wurden Zysten von Entamoeba histolytica und letztlich ein Leberabszeß mit Entamoeba histolytica diagnostiziert. Nach Duerden [9] wird B. asaccharolyticus nach B. fragilis als zweithäufigster gramnegativer Anaerobier aus klinischem Untersuchungsmaterial isoliert.

Gnotobiotische Maßnahmen zur Verhütung von Infektionen erfordern den Einsatz von Antibiotika. Zur Bekämpfung der aeroben ppmo ist es wichtig, das Resistenz-Verhalten aller im Darm oder Rachen vorhandenen ppmo zu beachten, selbst derjenigen, die in geringen Keimzahlen vorhanden sind. Wir haben inzwischen gelernt, dasjenige Antibiotikum einzusetzen, welches gegen alle vorhandenen ppmo wirksam ist. Für die selektive Dekontamination ist es aber außerdem wichtig, Antibiotika zu verwenden, welche die „colonisation resistance", d. h. die physiologische anaerobe Darmbesiedlung, nicht verändern. Aus gnotobiotischer Sicht ist jetzt erfreulicherweise eine Studie über die Empfindlichkeit, oder in diesem Falle besser das Resistenzverhalten, der Bifidusbakterien erschienen [30]. Diese Keime sind wohl bisher nicht als Erreger in pathologischen Prozessen nachgewiesen worden, sie scheinen ein bakterieller Faktor der „colonisation resistance" zu sein.

Literatur

[1] Abeyesundere-Rochini, L.: A ward outbreak of Clostridum difficile enterocolitis. J. Infect., *5* (1982), 277–282.

[2] Bernhardt, H., M. Knoke: Zur mikrobiellen Besiedlung des Kolons. Deutsch. Ges. Wes., 13 (1976), 577–582.

[3] Bodey, G., B. Rosenbaum: Effect of prophylactic measures on the microbial flora of patients in protected environment units. Medicine, *53* (1974), 209–228.

[4] Bodey, G. P., N. Honetz, H. Lode: Prevention and treatment of infection in granulocytopenic patients. 13th International Congress of Chemotherapy, Vienna, 1983. Proceedings Se 7.20/1 part 71.

[5] Braun, O. H. et al.: Methoden der bakterologischen Stuhluntersuchung. Zbl. Bakt, I. Orig., *200* (1966), 405–416.

[6] Brettschneider, U.: Auswertung von 814 Stuhlproben auf Dysbakterie aus dem Einsendegut des Jahres 1975. Med. Diss., Essen, 1979.

[7] Brittinger, G. et al.: Infektiöse Komplikationen bei Erkrankungen der Granulopoese. Wien. Klin. Wochenschr., *85* (1973), 341–350.

[8] Drasar, B. S., M. J. Hill: Human intestinal flora. Academic press, London, p. 135–143, 1974.

[9] Duerden, B. I.: The identification of gramnegative anaerobic bacilli isolated from clinical infections. J. Hyg. Camb., *84* (1980), 301–313.

[10] European Organisation for Research on Treatment of Cancer, E.O.R.T.C. Gnotobiotic Project Group: Isolation and antimicrobial decontamination in patients with high susceptibility to infection. Infection, *5* (1977), 107.

[11] Finegold, S. M.: Anaerobic bacteria in human disease. Academic Press New York, 1977.

[12] Goddard, P. et al.: The nuclear dehydrogenating of steroids by intestinal bacteria. J. Med. Microbiol., *8* (1975), 429–435.

[13] Gordon, H. A.: Contributions of the microbial flora to the physiological normality of the animal host. Recent advances in germfree research. Proceedings of the VIIth International Symposium on Gnotobiology, 1981, Tokyo, p. 347–353. Tokai University Press, 1981.

[14] Guiot, H.: Partial antibiotic decontamination. Clinical experiences and experimental studies. J. H. Pasmans, 's-Gravenhage, 1982.

[15] Gustafsson, B. E., T. Midtvedt, A. Norman: Isolated fecal microorganisms capable of 7-dehydroxylating bile acids. J. Exp. Med. *123* (1966), 413–432.

[16] Haenel, H., W. Müller-Beuthow, F. K. Grütte: Zur fäkalen Mikroökologie des Säuglings in Abhängigkeit von der Ernährung. Zusammensetzung der Mikroflora sowie Vorkommen der Lactobacillus bifidus-Typen. Zbl. Bakt. I, Abt. Orig., *215* (1970), 333–347.

[17] Haenel, H., J. Bendig: Intestinal flora in health and disease. Progress in food and nutrition science, Vol. 1, p. 21–64. Pergamon Press, London, 1975.

[18] Haralambie, E. et al.: The »clostridial effect« of selective decontamination of the human gut with trimethoprim/sulfamethoxazol in neutropenic patients. Infection, *11* (1983), 201–204.

[19] Haralambie, E. et al.: Gnotobiotische Untersuchungen – ein mikrobiologischer Beitrag zur Dekontamination von knochenmarktransplantierten Leukämiepatienten. Immun. Infekt., *8* (1980), 89–95.

[20] Haralambie, E., G. Linzenmeier: Various clostridia of the human gut. In: Sasaki, S. (ed.): Recent advances in germfree research, Proceedings of the VIIth International Symposium on Gnotobiology, 1981, Tokyo, p. 207–211. Tokai University Press, 1981.

[21] Hickey, C. S., J. L. Johnson: Effects of pH shifts, bile salts and glucose on sporulation of Clostridium perfringens NCTC 8798. Appl. Environ. Microbiol., *41* (1981), 124–129.

[22] Hill, M. J. et al.: Bacteria and aetiology of cancer of large bowel. Lancet, *1* (1971), 95–100.

[23] Holdeman, L. V., I. J. Good, W. E. C. Moore: Human fecal flora. Variation in bacterial composition within individuals and possible effect of emotional stress. Appl. Environ. Microbiol., *31* (1976), 359–375.

[24] Kim, K. H. et al.: Isolation of Clostridium difficile from environments and contacts of patients with antibiotic associated colitis. J. Inf. Dis., *143* (1981), 42–50.

[25] Klastersky, J . et al.: Gramnegative infections in cancer. JAMA, *227* (1974), 45–48.

[26] Kottmann, F., E. Haralambie, F. W. Eigler: Zur Dauer der antibiotischen Vorbereitung in der Dickdarmchirurgie. In: C. Herfarth, J. Horn, F. Daschner: Antibiotikaprophylaxe in der allgemeinen Chirurgie. Huber, Bern, 1981.
[27] Linzenmeier, G.: Lebensmittelvergiftung durch Gasbranderreger. Öffentl. Gesundheitsdienst, *11* (1956), 708–712.
[28] Linzenmeier, G., E. Haralambie: Zur gegenwärtigen Kenntnis der Stuhlflora mit Hinweisen auf die praktische Diagnostik von Eubiose und Dysbiose. Ärztl. Lab., *26* (1980), 89–92.
[29] Malamou-Ladas, H., S. Finegold: Inhibition of Clostridium difficile by fecal streptococci. J. Med. Microbiol., *15* (1980), 569–574.
[30] Matteuzzi, D., F. Crociani, P. Brigidi: Antimicrobial susceptibility of bifidobacterium. Ann. Microbiol. (Inst. Pasteur), *134,* A. (1983), 339–349.
[31] Mitsuoka, T., K. Hayakawa, N. Kimura: Die Fäkalflora des Menschen. Zbl. Bakt. Hyg. I., Abt. Orig. A, *234* (1976), 219–233.
[32] Moore, W. E. C., E. P. Cato, L. Holdeman: Anaerobic bacteria of the gastrointestinal flora and their occurrence in clinical infections. J. Inf. Dis., *119* (1969), 641–649.
[33] Pulverer, G. et al.: Clotting and fibrinolytic activity of Bacteroides melaninogenicus. Zbl. Bakt. Hyg. I., Abt. Orig. A, *239* (1977), 510–513.
[34] Reutter, G.: Vergleichende Untersuchungen über die Bifidusflora im Säuglings- und Erwachsenenstuhl. Zbl. Bakt. I. Orig., *191* (1963), 486–507.
[35] Schau, H. P. et al.: Untersuchung zur Charakterisierung eines Clostridienstammes zur Krebstherapie. Zbl. Bakt. Hyg. I., Abt. Orig. A, *264* (1981), 80–97.
[36] Schimpff, S. C.: Surveillance cultures. J. Inf. Dis., *144* (1981), 81–84.
[37] Schimpff, S. C. et al.: Origin of infection in acute nonlymphocytic leukemia: significance of hospital acquisition of potential pathogens. Ann. Intern. Med., *77* (1972), 707–714.
[38] Schneiders, H. et al.: Über die Wirksamkeit der Antibiotikavorbereitung in der Colonchirurgie. Chirurg, *47* (1976), 33.
[39] Socransky, S. S.: Microbiology of periodontal disease. Present status and future considerations. J. Periodontol., *48* (1977), 497–504.
[40] van Steenbergen, T. J. M. et al.: Cytotoxic activity of Bacteroides gingivalis and Bacteroides asaccharolyticus. J. Med. Microbiol., *5* (1982), 253–258.
[41] Towfigh, H. et al.: Ergebnisse enteraler Antibiotikavorbereitung in der Colonchirurgie. Chirurg, *49* (1978), 496.
[42] de Vries-Hospers, H. G.: Selective decontamination of the digestive tract. Denderen, Groningen, 1981.
[43] van der Waaij, D.: The colonisation resistance of the digestive tract in man and animals. Proceedings of the International Symposium on Experimental and Clinical Gnotobiotics, Ulm, 1977. Zbl. Bakt. Suppl. 7 (1979), 155.
[44] Wendt, F. et al.: Zum Problem der mikrobiell bedingten Komplikationen bei Krankheitszuständen mit ausgeprägter Granulocytopenie. Verhandlungen der deutschen Gesellschaft für Innere Medizin, *72,* Kongreß 1966, 276–282.
[45] Welling, G. W.: β-Aspartyl-glycine, a substance unique to caecal contents of germfree and antibiotic-treated mice. Biochem. J., *175* (1978), 807–812.
[46] Welling, G. W. et al.: Determination of the bacterial infection risk during antimicrobial therapy in leukemic patients. Recent Advances in Germfree Research. Proceedings of the VIIth International Symposium on Gnotobiology, 1981, Tokio, p. 697–700. Tokai University Press, 1981.
[47] Werner, H., C. Reichertz, G. Schröter: Der Bacteroides-Anteil der menschlichen Darmflora. Zbl. Bakt. I., Orig., *212* (1970), 530–537.
[48] Werner, H.: Differentiation and medical importance of saccharolytic intestinal bacteroides. Arzneimittelforschung *24* (1974), 340–343.

Diagnostische Probleme bei Infektionen mit Anaerobiern

Jürg Wüst

Erst in den letzten 15 Jahren ist die Bedeutung endogener Infektionen mit anaeroben Bakterien richtig erkannt worden, obwohl grundlegende Arbeiten schon zu Ende des letzten Jahrhunderts durchgeführt worden sind [9, 34]. Die »Neu-Entdeckung« dieser an sich schon lange bekannten Infektionen ist die Folge verschiedener Entwicklungen: Vereinfachte Techniken haben die Kultur anaerober Bakterien im Labor erleichtert, umfassende Untersuchungen haben die Taxonomie einigermaßen aufgeklärt, und die Entwicklung von Chemotherapeutika mit guter Wirksamkeit auf Anaerobier hat den Wunsch nach genauen ätiologischen Diagnosen gesteigert (Übersichtsartikel siehe [2, 9, 13, 35]).

Wahl des Untersuchungsmaterials

Da die Erreger der meisten anaeroben Infektionen aus der normalen Flora des Patienten stammen, ist es äußerst wichtig, daß das Material, das zur Untersuchung entnommen wird, wirklich aus dem infektiösen Prozeß stammt. Ist das Material mit der normalen Schleimhautflora der Mundhöhle, des Intestinaltrakts oder des weiblichen Genitaltrakts kontaminiert, so können die kulturellen Ergebnisse irreführend sein. Die Tabellen 1 und 2 stellen die wichtigsten geeigneten und ungeeigneten Untersuchungsmaterialien zusammen.

Zur kulturellen Untersuchung auf Anaerobier sollte möglichst viel Material ins Labor gegeben werden, d. h. wenn möglich einige Milliliter. Zur Entnahme empfiehlt sich die Verwendung von Spritze und Nadel oder eines Katheters, der auf die Spritze aufgesetzt wird. Die sehr häufig verwendeten Abstrichtupfer sind bedeutend schlechter geeignet, da nur geringe Mengen Material entnommen werden können und dieses bei den Manipulationen stark dem Luftsauerstoff ausgesetzt ist [15]. Bei größeren Mengen eitrigen Materials sind dagegen die Anaerobier einigermaßen geschützt: Bartlett et al. [3] haben bei der Untersuchung von 11 Materialien mit je mindestens 2 ml Inhalt gezeigt, daß von den 26 anaeroben Bakterienstämmen, die sie nach kultureller Verarbeitung innerhalb von 10 Minuten nach Entnahme fanden, nach 24 Stunden Aufbewahrung an der Luft noch 22 kultivierbar waren; bei dieser Untersuchung wurden die Sekrete, Aspirate usw. nicht in besonderen anaeroben Transportbehältern, sondern in gewöhnlichen Plastikröhrchen aufbewahrt.

Tabelle 1 Zur Untersuchung auf Anaerobier geeignete Materialien

ZNS:	Eiter aus Abszessen, Liquor, Gewebebiopsie
ORL:	sorgfältig entnommenes Material von Abszessen und Biopsien
Lunge:	transtracheales Aspirat, Gewebebiopsie, Pleurapunktat, Lungenpunktat
Intraabdominal:	Abszeßmaterial; Aszites; chirurgisch entnommenes Material, das nicht mit Darmflora kontaminiert ist
Urogenital:	Abszeßmaterial, Biopsie von normalerweise sterilem Gewebe, Douglaspunktat, Punktionsurin
Andere:	Blut (als Blutkultur), Knochenmark, Galle, Gelenkflüssigkeit, Muskelgewebe bei Gasbrandverdacht

Tabelle 2 Zur Untersuchung auf Anaerobier *nicht* geeignete Materialien

Abstriche aus Rachen und Nasopharynx
Sputum oder bronchoskopisch gewonnenes Material
Stuhl- und Rektalabstriche
Mittelstrahl- und Katheterurin
Material von oberflächlichen Wunden und Abszessen, bei denen eine Kontamination mit normaler Flora nicht auszuschließen ist
Vaginal- und Zervikalabstriche
Material von Wunden im Abdominalbereich, die mit Stuhl verunreinigt sind (z. B. offene Fisteln oder Material, das aus einer frisch perforierten Appendix austritt)

Transport ins Labor

Eine mögliche Transportart ist der *Transport in der zur Aspiration verwendeten Spritze*, vorausgesetzt, daß das Material innerhalb von 15–30 Minuten nach Entnahme verarbeitet werden kann. Bei diesem Vorgehen ist eine vorherige telephonische Benachrichtigung des Labors zu empfehlen.

Ist ein längerer Transport erforderlich, was bei uns meistens der Fall sein wird, so empfehlen sich *anaerobe Transportbehälter*, wie „Port-A-Cul“ (BBL) oder „Portagerm“ (BioMérieux). Diese Transportbehälter enthalten ein Sauerstoff-freies Gasgemisch sowie ein reduzierendes Agens in Agar zusammen mit einem Redox-Indikator, der nach rotviolett umschlägt, wenn das Medium oxidiert ist. Das Material wird mit der Spritze durch den Gummistopfen in das Transportgefäß hineininjiziert.

Ist nur die Verwendung eines Abstrichtupfers möglich, so ist dieser möglichst schnell in einem Transportmedium einzusenden, z. B. „Port-A-Cul Swab“ (BBL) oder Stuart-Transportmedium.

Laboruntersuchung

Die Kultur und Differenzierung anaerober Keime ist aufwendig und zeitraubend. Meistens handelt es sich um Mischinfektionen mit mehreren Anaerobiern oder mit anaerob und aerob wachsenden Keimen zusammen. Die Kultur dauert mehrere Tage. Es sind deshalb Bemühungen unternommen worden, *Schnellmethoden* zu entwickeln. Erste Hinweise vermag oft schon ein *Grampräparat* zu geben, in dem sich in manchen Fällen die typische Mischflora feststellen läßt, bestehend z. B. aus grampositiven Kokken, pleomorphen gramnegativen Stäbchen, grampositiven Stäbchen usw. Die Pleomorphie der gramnegativen Stäbchen ist allerdings mit Vorsicht zu interpretieren, da unter Chemotherapie auch aerobe Keime dieses Verhalten zeigen können. Besonders wichtig ist es, die Keime der *Bacteroides fragilis*-Gruppe [6] zu diagnostizieren, da diese Erreger gegen die gebräuchlichen Chemotherapeutika wie Penicilline, Cephalosporine und Aminoglykoside im allgemeinen resistent sind [12, 20, 32].

Auf dem Gebiet der Immunfluoreszenz ist es nach einigen vielversprechenden Anfängen wieder ziemlich ruhig geworden [19, 21, 23, 30]. Das Problem bei der Immunfluoreszenz liegt darin, daß wir es bei den Anaerobiern mit vielen Gattungen, Spezies und unzähligen Serotypen zu tun haben, so daß die in der Fluoreszenzmikroskopie verwendeten Seren nur einen Teil der möglichen Erreger umfassen können.

Da viele Anaerobier kurzkettige Fettsäuren wie Propion-, Isobutter-, Butter- und Isovaleriansäure produzieren, ist verschiedentlich die *direkte gaschromatographische Untersuchung* eitriger und seröser Materialien vorgeschlagen worden [14, 25, 26, 39]. Diese Fettsäuren sind der Grund, warum Eiter mit Anaerobiern sehr oft stinken; dieser Geruch ist somit schon ein sehr guter Hinweis, daß man es mit einem Anaerobierinfekt zu tun hat. Im wesentlichen erlaubt die direkte Gaschromatographie eine Verdachtsdiagnose, ob Anaerobier vorhanden sind oder nicht. Vereinzelt muß man mit falsch negativen Resultaten rechnen, da nicht alle Anaerobier diese Fettsäuren produzieren oder die Mengen manchmal zu gering sind. Dies gilt auch für die Untersuchung bewachsener Blutkulturen, in denen der Nachweis von Fettsäuren oft einen ersten Hinweis auf das Vorliegen von Anaerobiern geben kann [29, 38].

Für Einzelheiten der *anaeroben Kulturverfahren* und die *Methoden zur Differenzierung* möchte ich auf die Laborbücher verweisen [11, 18, 31]. Wichtig ist, daß man sich nicht nur auf ein flüssiges Anreicherungsmedium wie Thioglycollat-Bouillon verläßt, in dem langsam wachsende Keime von schneller wachsenden überwuchert werden und dann nicht mehr isoliert werden können. Es müssen unbedingt Festmedien (nicht-selektive und selektive) verwendet werden. Die Primärkulturen müssen zwei Tage ununterbrochen bebrütet werden [11, 28]. Diese Forderung muß nach den Untersuchungen von Rosenblatt [27] allerdings überprüft werden: Er konnte keinen Verlust an Anaerobiern feststellen, wenn die Anaerobentöpfe nach 24 Stunden Bebrütung kurz geöffnet, die Platten untersucht und Kolonien abgenommen wurden und anschließend nochmals eine 24stündige Bebrütung erfolgte. Die an die Primärkultur anschließende Differenzierung erfordert im allgemeinen mindestens zwei Tage und beruht auf morphologischen und biochemischen Eigenschaften sowie auf der gaschromatographischen Untersuchung von Stoffwechselprodukten in den Kulturen. Leider gibt es noch keine einfachen Methoden zur genauen Identifizierung. Die bisher erhältlichen käuflichen Systeme wie „Anaerobe-

Tek" (Flow Laboratories), „API" (API International) und „Minitek" (BBL) geben noch zu wenig zuverlässige und reproduzierbare Ergebnisse [5, 16]. In vielen Fällen wird indessen eine genaue Differenzierung nicht erforderlich sein, und man wird sich z. B. mit einer Gattungsdiagnose begnügen. Die wegen ihrer Antibiotikaresistenz besonders wichtige *Bacteroides fragilis*-Gruppe kann mit genügender Sicherheit mit wenigen Reaktionen oder mit selektiven Indikatormedien von anderen Keimen differenziert werden [11, 24, 31].

In besonderen Situationen ist eine genaue Differenzierung sicher wünschenswert. Bei einer unklaren Bakteriämie z. B. kann vielleicht die Eintrittspforte gefunden werden. Sorgfältige bakteriologische und klinische Studien geben uns Informationen über die Bedeutung der verschiedenen Anaerobier und Hinweise für die Therapie und Prognose. 1977/78 wurde so plötzlich *Clostridium difficile,* das vorher immer als apathogen gegolten hatte, als Erreger der pseudomembranösen Kolitis und von Antibiotika-induzierten Durchfällen erkannt [1].

Resistenzprüfung

In der Literatur wird eine routinemäßige Resistenzprüfung nicht empfohlen, da die meisten Anaerobier (noch) eine stabile Empfindlichkeit gegenüber Chloramphenicol, Clindamycin und den Nitroimidazolderivaten haben [32, 37]; viele Anaerobier, vor allem aus Infektionen oberhalb des Zwerchfells, sind auf Penicillin empfindlich [32]. Diese Empfehlung zur empirischen Chemotherapie und zum Verzicht auf eine Routinetestung beruht sicher aber auch darauf, daß bis heute noch keine einfache zuverlässige Methode zur Resistenzprüfung existiert und es bis zum Vorliegen eines Resultates mehrere Tage dauert. Der in den bakteriologischen Labors sonst übliche Agardiffusionstest (Plättchentest) ist zur Testung von Anaerobiern unzuverlässig [10, 11, 33, 35]. Resistenzprüfungen mit den leider recht aufwendigen zuverlässigen Methoden wie der MHK-Bestimmung [31] oder dem sogenannten „Brothdisk"-Test [36] sollten somit auf Einzelfälle, bei denen schwer therapierbare und langdauernde Infektionen vorliegen, beschränkt werden. In Zürich bewahren wir die isolierten Stämme eine Woche lang auf und machen den Arzt darauf aufmerksam, daß er gezielt eine Resistenzprüfung verlangen kann, mit Ausnahme von Blutkultur-Isolaten, die wir mit dem „Brothdisk"-Test unverzüglich prüfen. In einer Studie der Mayo-Klinik wurde festgestellt, daß nur bei 13 von 65 Patienten (20%) die Therapie anaerober Infektionen auf das Antibiogramm abgestellt wurde [4].

Referenzlabors müssen aber regelmäßig eine Anzahl Stämme untersuchen, um eine mögliche Resistenzentwicklung gegen die Standardchemotherapeutika rechtzeitig zu entdekken. Kürzlich erschien eine Studie, die zeigte, daß an der Mayo-Klinik rund die Hälfte aller *Bacteroides*-Isolate außer der *Bacteroides fragilis*-Gruppe Penicillin-resistent sind [8]. Auch eine Zunahme der Clindamycin-Resistenz von *Bacteroides sp.* ist berichtet worden [7]. Wir müssen somit bei Gelegenheit unsere gegenwärtige Politik revidieren.

Serologie

Der serologische Nachweis von Infektionen mit Anaerobiern, vor allem mit Erregern aus der *B. fragilis*-Gruppe, ist mit Agglutination, indirekter Immunfluoreszenz und Agardiffusion versucht worden [17, 22]. Es konnten zwar Antikörper gegen die homologen Stämme der Patienten gefunden werden, Titer gegen heterologe Stämme der gleichen Spezies waren dagegen meistens sehr niedrig. Antikörper gegen verschiedene *Bacteroides*- und *Fusobacterium*-Arten konnten zudem auch in Seren von Gesunden gefunden werden [22]. Wegen der Vielfalt der anaeroben Gattungen und Spezies mit vielen Serotypen wird es schwierig sein, zuverlässige und relativ einfache serologische Methoden zu entwickeln. Die anaeroben Bakterien sind somit nicht nur eine Herausforderung für den Kliniker und den Bakteriologen, sondern auch für den Immunologen.

Zusammenfassung

Bei der Entnahme von Proben zur bakteriologischen Untersuchung auf anaerobe Bakterien ist es wichtig, daß das Material nicht mit normaler Haut- oder Schleimhautflora (Mundhöhle, Darm, Genitaltrakt) kontaminiert ist, um falsch positive Ergebnisse zu verhindern. Das Untersuchungsmaterial sollte möglichst schnell unter Luftausschluß ins Labor gelangen. Flüssige Materialien wie Punktate und Aspirate sind Abstrichtupfern weit überlegen. Für eine schnelle Verdachtsdiagnose eignet sich neben dem klinischen Bild ein Grampräparat und die direkte gaschromatographische Untersuchung auf Fettsäuren. Die Kultur ist zeit- und arbeitsaufwendig und dauert mit Differenzierung der Erreger und einer möglichen Resistenzprüfung mehrere Tage.

Literatur

[1] Bartlett, J. G.: Antibiotic-associated pseudomembranous colitis. Rev. Infect. Dis., *1* (1979), 530–539.

[2] Bartlett, J. G.: Recent developments in the management of anaerobic infections. Rev. Infect. Dis., *5* (1983), 235–245.

[3] Bartlett, J. G. et al.: Anaerobes survive in clinical specimens despite delayed processing. J. Clin. Microbiol., *3* (1976), 133–136.

[4] Bourgault, A.-M., J. L. Harkness, J. E. Rosenblatt: Clinical usefulness of susceptibility testing of anaerobes. Arch. Intern. Med., *138* (1978), 1825–1827.

[5] Buesching, W. J., J. R. Svirbely, L. W. Ayers: Evaluation of the Anaerobe-Tek system for identification of anaerobic bacteria. J. Clin. Microbiol., *17* (1983), 824–829.

[6] Cato, E. P., J. L. Johnson: Reinstatement of species rank for *Bacteroides fragilis, B. ovatus, B. distasonis, B. thetaiotaomicron,* and *B. vulgatus:* Designation of neotype strains for *Bacteroides fragilis* (Veillon and Zuber) Castellani and Chalmers and *Bacteroides thetaiotaomicron* (Distaso) Castellani and Chalmers. Int. J. Syst. Bacteriol., *26* (1976), 230–237.

[7] Cuchural, G. et al.: A survey of *Bacteroides* susceptibility in the United States. J. Antimicrob. Chemother., *8* (1981) Suppl. D, 27–31.

[8] Edson, R. S. et al.: Recent experience with antimicrobial susceptibility of anaerobic bacteria. Increasing resistance to penicillin. Mayo Clin. Proc., *57* (1982), 737–741.
[9] Finegold, S. M.: Anaerobic bacteria in human disease. Academic Press, New York, 1977.
[10] Finegold, S. M., R. D. Rolfe: Susceptibility testing of anaerobic bacteria. Diagn. Microbiol. Infect. Dis., *1* (1983), 33–40.
[11] Finegold, S. M., W. E. Shepherd, E. H. Spaulding: Cumitech 5, practical anaerobic bacteriology. American Society for Microbiology, Washington, D. C., 1977.
[12] Finegold. S. M., V. L. Sutter: Susceptibility of gram-negative anaerobe bacilli to gentamicin and other aminoglycosides. J. Infect. Dis., *124* (1971) Suppl., S56–S58.
[13] Gorbach, S. L., J. G. Bartlett: Anaerobic infections. New Engl. J. Med., *290* (1974), 1177–1184, 1237–1245, 1289–1294.
[14] Gorbach, S. L. et al.: Rapid diagnosis of anaerobic infections by direct gas-liquid chromatography of clinical specimens. J. Clin. Invest., *57* (1976), 478–484.
[15] Hallander, H. O., A. Flodström, K. Holmberg: Influence of the collection and transport of specimens on the recovery of bacteria from peritonsillar abscesses. J. Clin. Microbiol., *2* (1975), 504–509.
[16] Hanson, C. W., R. Cassorla, W. J. Martin: API and Minitek systems in identification of clinical isolates of anaerobic gram-negative bacilli and *Clostridium species*. J. Clin. Microbiol., *10* (1979), 14–18.
[17] Hofstad, T.: Serological responses to antigens of *Bacteroidaceae*. Microbiol. Rev., *43* (1979), 103–115.
[18] Holdeman, L. V., E. P. Cato, W. E. C. Moore (eds.): Anaerobe laboratory manual 4th ed. Anaerobe Laboratory, Virginia Polytechnic Institute. Blacksburg, VA, 1977.
[19] Holland, J. W., L. R. Stauffer, W. A. Altemeier: Fluorescent antibody test kit for rapid detection and identification of members of the *Bacteroides fragilis* and *Bacteroides melaninogenicus* groups in clinical specimens. J. Clin. Microbiol., *10* (1979), 121–127.
[20] Kayser, F. H., J. Novak, J. Wüst: Bacteriological aspects of deep wound sepsis after total hip arthroplasty. *In:* Marti, R. K. (ed.): Progress in cemented total hip surgery and revision, p. 7–17. Excerpta Medica, Amsterdam, 1982.
[21] Lambe, D. W.: Determination of *Bacteroides melaninogenicus* serogroups by fluorescent antibody staining. Appl. Microbiol., *28* (1974), 561–567.
[22] Lambe, D. W. et al.: Immune response in eight patients infected with *Bacteroides fragilis*. J. Infect. Dis., *131* (1975), 499–508.
[23] Lambe, D. W., R. C. Jerris: Description of a polyvalent conjugate and a new serogroup of *Bacteroides melaninogenicus* by fluorescent antibody staining. J. Clin. Microbiol., *3* (1976), 506–512.
[24] Livingston, S. J., S. D. Kominos. R. B. Yee: New medium for selection and presumptive identification of the *Bacteroides fragilis* group. J. Clin. Microbiol., *7* (1978), 448–453.
[25] Nord, C. E.: Diagnosis of anaerobic infections by gas-liquid chromatography. Acta Path. Microbiol. Scand. B Suppl., *259* (1977), 55–59.
[26] Phillips, K. D., P. V. Tearle, A. T. Willis: Rapid diagnosis of anaerobic infections by gas-liquid chromatography of clinical material. J. Clin. Pathol., *29* (1976), 428–432.
[27] Rosenblatt, J. E.: Reevaluation of current methods for incubation of anaerobes. *In:* Tilton, R. C. (ed.): Rapid methods and automation in microbiology, p. 271–274. American Society for Microbiology, Washington, D. C., 1982.
[29] Rosenblatt, J. E., A. Fallon, S. M. Finegold: Comparison of methods for isolation of anaerobic bacteria from clinical specimens. Appl. Microbiol., *25* (1973), 77–85.
[29] Sondag, J. E., M. Ali, P. R. Murray: Rapid presumptive identification of anaerobes in blood cultures by gas-liquid chromatography. J. Clin. Microbiol., *11* (1980), 274–277.
[30] Stauffer, L. R. et al.: Indirect fluorescent antibody procedure for the rapid detection and identification of *Bacteroides* and *Fusobacterium* in clinical specimens. J. Clin. Microbiol., *2* (1975), 337–344.
[31] Sutter, V. L., D. M. Citron, S. M. Finegold: Wadsworth anaerobic bacteriology manual, 3rd ed. Mosby, St. Louis, 1980.
[32] Sutter, V. L., S. M. Finegold: Susceptibility of anaerobic bacteria to 23 antimicrobial agents. Antimicrob. Agents Chemother., *10* (1976), 736–752.
[33] Thornsberry, C., T. L. Gavan, E. H. Gerlach: Cumitech 6, new developments in antimicrobial agents susceptibility testing. American Society for Microbiology, Washington, D. C., 1977.

[34] Veillon, A., A. Zuber: Recherches sur quelques microbes strictement anaérobies et leur rôle en pathologie. Arch. Méd. Exp., *10* (1898), 517–545.

[35] Werner, H.: Anaerobier-Infektionen. Thieme, Stuttgart, 1981.

[36] Wilkins, T. D., T. Thiel: Modified broth-disk method for testing the antibiotic susceptibility of anaerobic bacteria. Antimicrob. Agents Chemother., *3* (1973), 350–356.

[37] Wüst, J.: Susceptibility of anaerobic bacteria to metronidazole, ornidazole, tinidazole and routine susceptibility testing by standardized methods. Antimicrob. Agents Chemother., *11* (1977), 631–637.

[38] Wüst, J.: Presumptive diagnosis of anaerobic bacteremia by gas-liquid chromatography of blood cultures. J. Clin. Microbiol., *6* (1977), 586–590.

[39] Wüst, J.: Schnelldiagnose anaerober Infektionen mit der direkten gaschromatographischen Untersuchung von klinischem Material. Schweiz. med. Wschr., *110* (1980), 362–369.

Bakteriologische Diagnose, klinische Bedeutung und Verlaufskontrolle bei Clostridien-Infektionen

F. H. Caselitz

In den letzten 25 Jahren standen in der medizinischen anaeroben Bakteriologie die gramnegativen, sporenlosen Stäbchen und die anaeroben, grampositiven Kokken mehr oder weniger im Blickpunkt des Interesses. Es wurden große Fortschritte erzielt und grundlegende neue Erkenntnisse gewonnen. Die grampositiven, anaeroben, sporenbildenden Stäbchen, die insbesondere in Not- und Kriegszeiten – nicht selten plötzlich und überraschend – den Bakteriologen herausfordern, treten recht häufig in Friedenszeiten mehr in den Hintergrund und nehmen im Rahmen der täglichen Routinediagnostik einen relativ geringen Prozentsatz ein.

Trotz dieser Tatsache können wir uns der Aufgabe nicht entziehen, uns mit Clostridien auseinanderzusetzen und den durch sie bedingten Erkrankungen unsere besondere Aufmerksamkeit zu schenken. – Clostridien sind bekanntlich in der Natur weit verbreitet und können in Erde, Staub und Wasser sowie im Magen-Darm-Kanal der meisten Tiere und des Menschen nachgewiesen werden. Es existiert eine große Anzahl dieses Genus, aber nur wenige Spezies sind für den Menschen als pathogen anzusehen. Unter Anaerobier-Infektionen im allgemeinen verstand man eigentlich von altersher bestimmte Toxiinfektionen durch toxinbildende Clostridien: z. B. Tetanus, Botulismus und Gasbrand [12]. Betrachten wir als medizinische Mikrobiologen diese Erkrankungen unter Berücksichtigung des klinischen Krankheitsbildes und der für uns notwendigen diagnostischen Maßnahmen, so erkennen wir, daß der Verlauf der Untersuchungsgänge unterschiedlich sein muß. Unsere erste Aufgabe wird immer darin bestehen, in relativ kurzer Zeit dem am Krankenbett tätigen klinischen Kollegen unterstützend zur Seite zu stehen und in kürzester Zeit einen brauchbaren Hinweis zu geben.

Der Untersuchungsgang wird sich nach dem vorliegenden Krankheitsbild richten:

A: 1. Toxinnachweis
 2. Züchtung und Bestimmung des Stammes

B: 1. Originalpräparat
 2. Züchtung und Bestimmung des Stammes

Man wird z. B. beim Vorliegen eines Tetanus in erster Linie an den Toxinnachweis im umgebenden Wundgewebe denken müssen und bei einer anaeroben Myonekrose an das Originalpräparat, das uns Aufschluß gibt über die mikrobiologische Situation im Wundgebiet. Eine erfolgreiche bakteriologische Diagnose kann aber nur dann gewährleistet sein, wenn der Beschaffung und Verarbeitung des Materials die notwendige Aufmerksamkeit und Sorgfalt gewidmet wird. Grundsätzlich ist eine direkte konsiliarische Tätigkeit durch den zuständigen medizinischen Mikrobiologen anzustreben, insbesondere bei Verdacht auf clostridienbedingte Wundinfektionen, mit denen wir uns zunächst näher auseinandersetzen wollen. Jede Wunde muß am Anfang inspiziert werden. Darauf erfolgt die Entnahme des Materials in Zusammenarbeit mit den klinischen Kollegen und danach die sofortige Verarbeitung.

1. Arbeitsgang: Das Originalpräparat und seine Deutung

Man zerschneidet die Gewebsstücke und fertigt verschiedene Präparate an. Einige werden nach Gram gefärbt, die übrigen dienen als Kontrollpräparate für evtl. notwendige Spezialfärbungen. Bei einer bestehenden anaeroben Myonekrose findet man im Gram-Präparat reichlich grampositive, im allgemeinen plumpe Stäbchen. Ein derartiger Befund ist ein guter Hinweis für den in der Poliklinik tätigen Kollegen. Werden neben den grampositiven Stäbchen auch andere Bakterienarten – gramnegative Stäbchen, grampositive Diplo-, Ketten- und Haufenkokken etc. – gesehen, so weist ein solcher Befund auf eine Mischinfektion hin, wie wir sie bei der einfachen Wundverunreinigung und auch bei der anaeroben Zellulitis beobachten können. – Bei vorhandener Gasansammlung im Gewebe – Knistern im Wundbereich – und negativem bakteriologischem Befund muß daran gedacht werden, daß es sich nicht um eine durch bakteriellen Prozeß bedingte Gasbildung handelt, sondern daß die Luft mechanisch in das Gewebe hineingepreßt wurde. Abbildung 1 zeigt einen Patienten nach Schlagaustausch mit einem Sägefischzahn. Wir wurden zu diesem Fall konsiliarisch herangezogen. Die ganze Rückenpartie war ein einziges Luftkissen. In allen Verletzungen befanden sich die Zähne des Sägefisches. Es wurde Material entnommen – einschließlich der Zähne – und untersucht. Es konnten weder in den Originalpräparaten Bakterien nachgewiesen, noch aus dem Material Mikroorganismen gezüchtet werden. Ein typisches Beispiel für eine mechanische Luftansammlung im Wundgebiet.

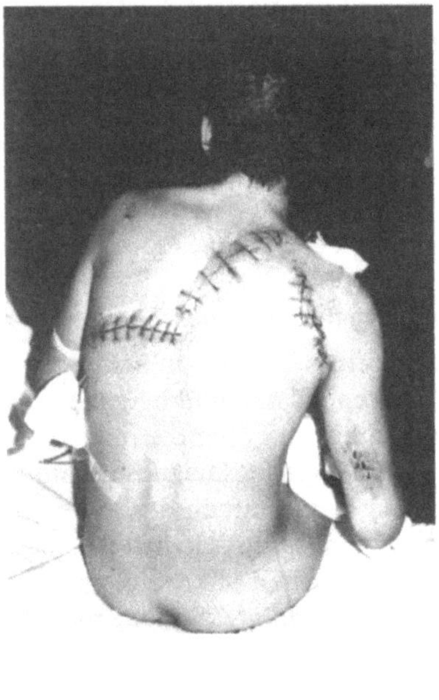

Abb. 1

2. Arbeitsgang: Bereitstellung des Materials am Arbeitsplatz und Vorbereitung des Materials für die Beimpfung

Es werden flüssige, halbflüssige und feste Nährböden bereitgestellt. Die Auswahl der Medien ist oft eine Frage der Tradition des Institutes und auch eine Frage der persönlichen Erfahrung. An jedem anaeroben Arbeitsplatz sollte ein handlicher kleiner Dampftopf installiert sein und außerdem sterilisierter Seesand und Mörser zur Verfügung stehen. Man ist dann in der Lage, sofort das Material für einen fraktionierten Kochprozeß aufzubereiten und anschließend die notwendige fraktionierte Hitzeeinwirkung direkt am Anaerobenplatz durchzuführen. Auf die notwendigen festen und flüssigen Nährböden muß an dieser Stelle nicht weiter eingegangen werden. – Die Bebrütung der festen und flüssigen Nährböden erfolgt, soweit sie der anaeroben Züchtung dienen, im Anaerostaten bei 37 °C. An einen halbflüssigen Nährboden, dessen Bebrütung nicht im Anaerobentopf erfolgt, sind besondere Forderungen zu stellen:

1. Vorhandensein reduzierender Substanzen
2. Erhaltung des erwünschte Redoxpotentials über einen längeren Zeitraum
3. Berücksichtigung der Serophilie bestimmter anaerober Bakterien
4. Anwesenheit niedermolekularer Eiweißkörper
5. Wachstumsfördernde Wirkung bestimmter Gewebe.

Man sollte von einem halbflüssigen Nährboden erwarten, daß Clostridien nach 24 Stunden in diesem Medium Wachstum zeigen, ohne daß die Kultur im Anaerobentopf bebrütet worden ist.

3. Arbeitsgang: Bestimmung des gezüchteten Erregers

Es müssen morphologische, kulturelle und biochemische Gesichtspunkte in Betracht gezogen werden.

Bei der anaeroben Myonekrose sind die folgenden Spezies zu berücksichtigen:

Clostridium (Cl.) perfringens, Cl. novyi, Cl. septicum, Cl. histolyticum, Cl. bifermentans und Cl. fallax.

Im Rahmen der Morphologie stehen neben allgemeinen Studien Versporungsart, Beweglichkeit und Kapselbildung zur Diskussion. Der Nachweis der Versporung und Versporungsart gelingt bei den meisten Clostridien mühelos. Eine Ausnahme bildet bekanntlich Cl. perfringens. Schwierigkeiten bereitet uns recht häufig der Nachweis der Beweglichkeit. Im „hängenden Tropfen" gelingt er im allgemeinen nicht. Wir bedienen uns eines von uns entwickelten halbflüssigen Mediums, in dem die Beweglichkeit nach 24 Stunden Bebrütung bei 37 °C im Brutschrank demonstriert werden kann.

Von den zur Diskussion stehenden Clostridien kommt als Kapselbildner Cl. perfringens in Betracht. Diese Kapselbildung ist im menschlichen Untersuchungsmaterial im allgemeinen nicht sehr deutlich ausgeprägt. Am besten läßt sie sich im Meerschweinchenversuch darstellen (Abklatschpräparate von der Leber des infizierten Tieres).

Frühzeitig haben die Bakteriologen den Wachstumsformen der Clostridien besondere Aufmerksamkeit geschenkt und sie auch zeitweise zur Spezifizierung herangezogen. Simplifiziert man dieses kulturelle Merkmal, so lassen sich drei Grundformen aufstellen:
1. Die geschlossene Kolonieform (z. B. Cl. perfringens)
2. die Ausläuferwuchsform (z. B. Cl. sporogenes)
3. die hauchartige Ausbreitung – „Schwärmphänomen" (z. B. Cl. tetani)
Es ist bekannt, daß bestimmte Clostridien auf festem Nährboden verschiedene Wachstumsphänomene zeigen können: Cl. septicum ist einerseits in der Lage, Ausläuferwuchsformen mit der typischen Locken- und Schlingenform zu bilden und andererseits hauchartig über die Platte zu schwärmen. Eine Abhängigkeit der Koloniebildung von der Zusammensetzung des Nährbodens läßt sich nicht immer ausschließen; dementsprechend sind konstante Chargen notwendig.

Nachweis biochemischer Leistungen

Der Nachweis biochemischer Leistungen bezieht sich bei den Clostridien – wie im allgemeinen – in erster Linie auf saccharolytische und proteolytische Fähigkeiten. Es lassen sich unter diesem Gesichtspunkt vier Gruppen aufstellen:
1. saccharolytisch-proteolytisch,
2. saccharolytisch-aproteolytisch,
3. asaccharolytisch-proteolytisch,
4. asaccharolytisch-aproteolytisch.
Diese Einteilung ist einfach und gibt uns erste Hinweise für die Klassifizierung des isolierten Clostridienstammes.

Hinsichtlich des Nachweises saccharolytischer Eigenschaften wird eine Vielzahl von Zuckern empfohlen, und man geht in der Annahme nicht fehl, daß sich jeder Bakteriologe seine eigene „bunte Reihe" selbst zusammenstellt. Von besonderer Bedeutung dürfte die Nährbodengrundlage für die Prüfung der Zuckerspaltung sein. Von uns wurde ein Nährmedium, das sich sehr gut bewährt hat, mit der folgenden Zusammensetzung entwickelt:

Pepton aus Fleisch	5,0
Pepton aus Casein	5,0
Fleischextrakt	3,0
NaCl	5,0
Verdaute Bouillon (VF)	400,0
Aqua dest.	600,0

pH-Wert: 7,2
Zuckergehalt 0,5%

Leerkontrollen ohne Zucker müssen bei jeder biochemischen Leistungsprüfung mitgeführt werden. – Wir haben zwölf verschiedene Kohlenhydrate eingesetzt. Nach der Beimpfung wird im Anaerostaten bebrütet und nach 24- bzw. 48stündiger Bebrütung bei 37 °C der Indikator – Bromkresolpurpur – hinzugefügt. Parallel zu der „bunten Reihe" laufen andere biochemische Untersuchungsmethoden, die für die Klassifizierung sehr wesentlich sind. Sie beziehen sich u. a. auf die Frage der Lecithinase-, der Phosphatase-, der Lipasebildung, der Harnstoffspaltung, dem Verhalten gegenüber Milch, der H_2S- und der Indolbildung. Im Rahmen der Prüfung proteolytischer Eigenschaften sollte neben der Gelatine stets Löfflerserum mitgeführt werden. Nach unserer Auffassung dürfte man heute auch der Aesculin-Spaltung mehr Aufmerksamkeit schenken. Bestimmte Reaktionen geben uns einen schnellen Hinweis und erleichtern die Stammbestimmung: z. B. Indolbildung von Cl. bifermentans, Harnstoffspaltung von Cl. sordelli. Für den Lecithinasenachweis geben wir einer 5%igen Eigelbsuspension den Vorzug. Man kann mit diesem einfachen Nährmedium recht gut abgestufte Toxinbestimmungen durchführen und den Nährboden gleichzeitig zum Neutralisationstest heranziehen.

Wie wir wissen, wird ein Zusammenhang zwischen der für die anaerobe Myonekrose verantwortlichen Spezies und den klinischen Erscheinungen diskutiert [2, 8]. In dieser Hinsicht sind Schmerz und Gasbildung von besonderem Interesse. Jede anaerobe Myonekrose ist verbunden mit schweren Schmerzen, und zwar dadurch bedingt, daß gesundes Muskelgewebe befallen wird. Der akute Schmerz fehlt bei der früher als Gasphlegmone bezeichneten anaeroben Zellulitis, bei der im allgemeinen auch im umgebenden Wundgewebe eine Gasbildung demonstriert werden kann. Der Begriff der anaeroben Myonekrose [2, 8] anstelle von Gasoedem ist aufgrund der Tatsache eingeführt worden, daß es Fälle ohne Gasbildung gibt.

Beim Vorliegen einer Monoinfektion mit Cl. histolyticum läßt sich klinisch eine Gasbildung nicht nachweisen. Anaerobe Myonekrosen, hervorgerufen durch Cl. bifermentans oder Cl. fallax, gehören zu den Seltenheiten. Uns gelang es vor ca. 9 Monaten das erste Mal, eine anaerobe Myonekrose, verursacht durch Cl. bifermentans, nachzuweisen (vgl. Anm. 2). Es handelt sich um eine Monoinfektion, die in einem Oberschenkelstumpf nach Amputation wegen eines Gefäßverschlusses auftrat. Die ersten klinischen Zeichen waren der plötzliche akute Schmerz, die livide und z. T. bräunliche Verfärbung der Haut. Das Krankheitsbild unterschied sich nicht von einer durch Cl. perfringens hervorgerufenen anaeroben Myonekrose.

Der Clostridien-Tierversuch

Pathogenitätsstudien im Tierversuch wurden früher für wichtig gehalten und von jedem Stamm aufgrund der Schwierigkeiten der Toxinkomponentennachweise durchgeführt. Im Tierversuch können post mortem bei den einzelnen Spezies bestimmte Erscheinungsformen demonstriert werden, z. B.:

1. Gasblase, zundriger Zerfall der Muskulatur – „Muskelbrückenbildung" – nach Cl. perfringens Typ A-Infektion
2. Blutig-seröses Oedem bei Cl. septicum
3. Skelettierung nach Injektion mit Cl. histolyticum-Stamm.

Zahlreiche Toxinstudien sind bei Clostridien durchgeführt worden [10]. Insbesondere wurden die Toxinkomponenten von Cl. perfringens eingehend studiert und von dieser Spezies 5 Typen aufgestellt. Für den medizinischen Mikrobiologen sind der Typ A und der Typ C von Interesse, und von den Toxinkomponenten sind es in erster Linie das α- und β-Toxin, wie aus der folgenden gekürzten Darstellung hervorgeht [6]:

Toxine	Aktivität	Vorkommen in Filtraten von Cl. perfringens-Typen				
		A	B	C	D	E
α	letal, nekrot., hämolyt., Lecithinase	+++	+	+	+	+
β	letal, nekrot.	–	+++	+++	–	–

Man beachte den unterschiedlichen Anteil von α- und β-Toxin bei Cl. perfringens A und B.

Die anderen Typen spielen eine große Rolle in der Veterinärmedizin, und es ist deshalb nicht erstaunlich, daß gerade veterinärmedizinische Mikrobiologen sich mit diesen Toxinkomponenten beschäftigt haben. Eine eingehende Toxinstudie mit Cl. perfringens wird im allgemeinen in der Routinediagnostik nicht durchgeführt. Sie ist aber unter Heranziehung spezifischer Seren im Mäuseletalitätstest nach der Versuchsanordnung von Katsara möglich [6].

Gaschromatographie

Es ist bekannt, daß eine isolierte Clostridie nicht immer aufgrund ihrer morphologischen Eigenschaften, ihrer kulturellen Merkmale, ihrer biochemischen Leistungen und mit Hilfe von Pathogenitätsstudien im Tierversuch exakt differenziert werden kann. Aus diesem Grund wird man in Zukunft auf die Methode der Gaschromatographie, die ohne Zweifel einen sehr großen Aufwand erfordert, nicht verzichten können. In diesem Zusammenhang sei auf eine Darstellung von Werner verwiesen, in der tabellarisch die saccharolytischen und proteolytischen Eigenschaften zusammen mit dem betreffenden Gaschromatogramm aufgezeichnet wurden [12].

Enteropathogenität der Clostridien

Drei Krankheitsbilder stehen zur Diskussion:
1. Nahrungsmittelvergiftung
2. Enteritis necroticans
3. Pseudomembranöse Kolitis (PMC).

Nahrungsmittelvergiftung

Sie spielt für uns als Bakteriologen im Rahmen der Diagnostik keine große Rolle. Das Krankheitsbild – Magenschmerzen, Durchfälle, Schwindel, kein Erbrechen – ist zwar heftig, aber kurz, eine Mortalität besteht nicht. Die Inkubationszeit beträgt ungefähr 12 bis 20 Stunden. Verantwortlich gemacht wird ein Enterotoxin von Cl. perfringens Typ A, ein hitzestabiles Protein [5].

Enteritis necroticans

Im Gegensatz zu der eben beschriebenen Clostridieninfektion ist die Enteritis necroticans eine schwere nekrotisierende Erkrankung des Dünndarms mit hoher Sterblichkeit. Ende der 40er Jahre trat diese Erkrankung im norddeutschen Raum vermehrt auf. Sie ist verbunden mit den grundlegenden Arbeiten von Zeissler und Mitarbeitern. Ich persönlich habe damals mehrere Fälle sowohl im Operationssaal als auch im Pathologischen Institut gesehen und bakteriologische Studien durchgeführt. Die Erkrankung scheint – zumindest in unserem Gebiet – erloschen zu sein. Ähnliche Erkrankungen wurden aber in den letzten Jahren in Neuguinea und Uganda beobachtet. Die klinischen Symptome werden wie folgt beschrieben: Akuter Bauchschmerz, blutiger Durchfall, Erbrechen, Diarrhoen, Schock, nicht selten Peritonitis und Tod. Die Sterblichkeit ist relativ hoch. Als Erreger wird Cl. perfringens Typ C verantwortlich gemacht. Wir wissen heute, daß ein Zusammenhang besteht zwischen der massivenVermehrung dieses Typs und einer gesteigerten Freisetzung von β-Toxin im Darm der Patienten und der gleichzeitigen Antitrypsinwirkung der süßen Kartoffel und evtl. vorhandenen Spulwürmern. Beim Zusammentreffen dieser Faktoren kann das β-Toxin des Typ C, welches normalerweise sehr gut auf die Trypsinproteolyse reagiert, seine verheerende Wirkung besonders gut entfalten. Bekanntlich hat Zeissler Ende der 40er Jahre für die Enteritis necroticans einen neuen Typ von Cl. perfringens veantwortlich gemacht. Er bezeichnete diese Subspezies als Cl. perfringens Typ F. Zeissler selbst fand den Unterschied zwischen Cl. perfringens Typ A und Cl. perfringens Tp F in erster Linie aufgrund unterschiedlicher morphologischer und kultureller Merkmale und insbesondere eines andersartigen Verhaltens im Tierversuch. Er sah nach i.m.-Injektion beim Meerschweinchen nicht die Cl. perfringens Typ A-typischen „Muskelbrücken", sondern ein ausgeprägtes Oedem, wie man es im allgemeinen bei Cl. novyi-Infektionen sieht. Man war sich damals bereits im klaren darüber, daß das α-Toxin bei diesem Typ eine untergeordnete Rolle spielen mußte. Diese Beobachtungen haben sich später bestätigt. Heute wird der damals von Zeissler beschriebene Cl. perfringens Typ F als Cl. perfringens Typ C angesehen [13].

Pseudomembranöse Kolitis (PMC)

Auf dieses Krankheitsbild wurde bereits hingewiesen. Wir wissen heute, daß die PMC als Komplikation im Rahmen einer Antibiotikatherapie, insbesondere nach Anwendung von Clindamycin, auftreten kann. Für dieses Krankheitsbild wird Cl. difficile verantwortlich gemacht [7]. Diese Spezies kann normalerweise im Darm vorkommen, sich aber unter bestimmten Bedingungen stark vermehren. Sie bildet ein Toxin mit stark nekrotisierenden Eigenschaften. Die ersten pathologisch-anatomischen Erscheinungen sind auf die oberflächliche Mukosa beschränkt, einhergehend mit Nekrose und Bildung einer Pseudomembran. An eine PMC muß gedacht werden, wenn es im Verlauf einer Antibiotikatherapie zu schweren Diarrhoen kommt. Der Nachweis gelingt durch die Züchtung des Erregers – sie ist schwierig, und man benötigt Spezialnährböden – und die Demonstration des zytotoxischen Effektes in der Gewebekultur. Letzteres ist nur in Speziallaboratorien möglich [1, 9, 11].

Clostridien-Infektionen mit primärem Toxinnachweis

Persönliche Erfahrungen besitzen wir bei Botulismus und Tetanus [4].

Botulismus

Die bakteriologische Bestätigung eines Botulismus verlangt fachliches Können, überlegtes Handeln, Erfahrung und große Ausdauer. Verdachtsdiagnose und Konsequenz werden oft von den jungen klinischen Kollegen nicht erkannt. Nach eingehender Diskussion und Belehrung durch den Mikrobiologen wird nicht selten die anfangs geäußerte Verdachtsdiagnose zurückgezogen. Ist die Vermutung gerechtfertigt, muß eine sofortige Zusammenarbeit zwischen Kliniker und Bakteriologen in die Wege geleitet werden. Es soll hier ein dramatischer Verlauf eines Falles geschildert werden, bei dem es möglich war, das Toxin im Serum und im Magensaft der Patientin nachzuweisen, den Erreger aus dem Magensaft zu isolieren und ihn exakt zu bestimmen. Es handelte sich um eine Frau, die nach Genuß eines selbstgemachten Bohnensalates ca. 30 Stunden später unter dem Bild einer Bulbärparalyse erkrankte und eingewiesen wurde. Die Patientin starb trotz Intensivtherapie und spezifischer Behandlung. Für die Untersuchung wurden zur Verfügung gestellt: Blut und Mageninhalt der Patientin. Der verdächtige Bohnensalat stand nicht mehr zur Verfügung.

Bei der Verarbeitung von botulismusverdächtigem Material müssen gewisse Punkte berücksichtigt werden:
1. Allgemeine Schutzvorrichtungen (u. a. Brille, Nasen- u. Mundschutz, Handschuhe)
2. Bedeutung der Herdbildung in festen Nahrungsmitteln z. B. Schinken (Material von verschiedenen Stellen entnehmen)
3. Zerschneiden und Zermörsern des Materials
4. Aerobe und anaerobe Verarbeitung nach den üblichen Regeln unter Einschaltung fraktionierter Kochprozesse.

Mit dem von der Patientin zur Verfügung stehenden Untersuchungsmaterial wurden verschiedene Arbeitsgänge durchgeführt.

Blut: Das Blut wurde zentrifugiert, das Serum gewonnen und im Mäuseversuch getestet. Es war möglich, im Vorversuch eine Toxinerhöhung zu demonstrieren und im Neutralisationsversuch zu zeigen, daß es sich um das Toxin von Cl. botulinum Typ A oder Typ B handeln mußte, wie aus Tabelle 1 hervorgeht.

Magensaft: 1. Toxinnachweis, 2. Züchtung des Erregers.

Zu 1: Diese Studien konnten nur rein orientierenden Charakter haben, da relativ wenig Material zur Verfügung stand und sich der Mageninhalt schlecht für eine Infiltration eignete. Die Tierversuche sprachen aber dafür, daß auch Toxin im Mageninhalt vorhanden war.

Zu 2: Der Rest des Mageninhalts wurde bakteriologisch verarbeitet. Als Anreicherungsnährboden stand das TVLS-Medium [3] zur Verfügung. Es wurden 4 Chargen vorbereitet. Zu 10 ml Nährmedium gab man je 1 ml Mageninhalt. Eine Charge blieb unbehandelt,

Botulismus

Neutralisationstest
Botulismus-Antitoxinserum A und B

Ansatz: a) Patientenserum
Botulismus-Antitoxinserum
A und B
b) Botulismus-Antitoxinserum
A und B
phys. NaCl-Lösung
c) Patientenserum
phys. NaCl-Lösung

Inkubation der Ansätze 30′ 37 °C
Versuchstier: weiße Maus
Injektionsdosis: 0,4 ml i.p.

Positiver Neutralisationstest:
Ansatz a) und b): Tiere überleben
Ansatz c): Tod der Tiere nach 24 h

die anderen drei Chargen wurden einem fraktionierten Kochprozeß unterworfen: 5 min. 100 °C, 10 min. 100 °C, 20 min. 100 °C. Zugabe von Normalserum vom Rind erfolgte nach dem Kochprozeß. Die Bebrütung der Medien erfolgte im Anaerostaten. Die Isolierung von Cl. botulinum gelang nur aus der Charge III (10 min. 100 °C). Mit Hilfe typenspezifischer Antiseren war es möglich, diesen Cl. botulinum-Stamm exakt zu bestimmen. Es handelte sich um Cl. botulinum Typ A. – Aus diesen Untersuchungen geht hervor, daß zwar in bestimmten Fällen von Botulismus durch den direkten Toxinnachweis dem behandelnden Arzt eine Unterstützung gewährleistet werden kann, aber die Isolierung des Stammes, wie bereits erwähnt, viel Erfahrung und Ausdauer verlangt. Abgesehen von dieser Tatsache muß immer wieder darauf hingewiesen werden, daß der behandelnde Arzt beim berechtigten Verdacht auf eine Botulismuserkrankung unverzüglich zu handeln hat.

Tetanus

Der Tetanus ist bei uns heute eine relativ seltene Erkrankung, trotzdem muß an ihn gedacht werden. Es besteht aber kein Zweifel, daß der Tetanus gerade in der „Dritten Welt" noch nichts von seinem Schrecken verloren hat. Ich möchte mich auf Grund eigener Erfahrungen auf drei Fälle beschränken:

1. Kurze Inkubationszeit, Nachweis des Erregers aus der Wunde und Toxinnachweis aus der Wundumgebung
2. Lange Inkubationszeit und Züchtung des Erregers
3. Wundinfektion mit aeroben und anaeroben Mikroorganismen.

Fall 1: Es handelte sich um einen ca. 50jährigen Arbeiter, der Geranien umtopfte und sich mit einem kleinen Holzstäbchen verletzte. Der Patient war relativ indolent und ließ das Holzstäbchen in der Haut stecken. Zwei Tage nach der Verletzung kam es zur Ausbildung typischer Symptome eines Tetanus, und der Patient wurde in unser Krankenhaus eingewiesen. Der Patient war nicht zu retten, er starb kurze Zeit später. Cl. tetani konnte aus dem Holzstäbchen und unter Einschaltung eines fraktionierten Kochprozesses aus der engeren Wundumgebung isoliert werden. Zwecks Toxinnachweis wurde ein Teil des Wundmaterials zerschnitten, mit Seesand zerrieben, eine Suspension hergestellt und dann im Tierversuch getestet. Zwei weißen Mäusen wurden 0,2 ml der überstehenden Flüssigkeit s.c. in die Nähe der Schwanzwurzel injiziert. Sie starben nach 3–4 Stunden unter dem Bild eines Tetanus. – Dieser Fall ist ein Beweis dafür, daß bei kurzer Inkubationszeit die Prognose äußerst ungünstig ist.

Fall 2: Es handelte sich um einen Patienten, der wegen einer Kieferklemme einen praktizierenden Arzt aufsuchte. Der behandelnde Kollege zog sofort einen Spättetanus in seine diagnostischen Überlegungen. Erst nach längerem Nachdenken konnte der Patient sich an eine Verletzung erinnern. Er war ca. 10 Tage vorher an einer Straßenbahnhaltestelle ausgerutscht, und es war ihm von einem Passanten auf den Daumen getreten worden. Außer einer geringfügigen Verletzung mit geringen Schmerzen war der gesamte Vorgang für den Patienten unauffällig. Er wurde von dem behandelnden Arzt in die Klinik eingewiesen. Der Daumennagel wurde entfernt, und es ließ sich aus dem Nagelrand Cl. tetani isolieren. Fraktionierte Kochprozesse wurden ebenfalls mit dem Material durchgeführt. Der Patient überstand die Toxiinfektion.

Fall 3 (vgl. Anm. 3): Dieser Fall ereignete sich vor ca. 8 Wochen: Ein Landwirt fiel von einem Trecker und zog sich erhebliche Verletzungen in der Inguinalgegend zu. Er maß diesen nicht unerheblichen Verletzungen keine große Bedeutung zu und suchte keinen Arzt auf. Erst als sein Glied ziemlich anschwoll und ein eigenartiges Aussehen annahm, begab er sich in ärztliche Behandlung. Uns wurde ein Teil der Nekrose des Präputiums zugeschickt. Das Material wurde nach den üblichen Richtlinien bearbeitet und aerobe und anaerobe Kulturen angesetzt. Unter aeroben Bedingungen ließen sich Citrobacter sp. und Staph. aureus isolieren. Nach intensiven anaeroben Studien wurden in Zusammenarbeit mit Dr. Frommelt zwei Clostridienstämme gezüchtet: Cl. sporogenes und Cl. tetani. Die Trennung der beide Stämme und die Erzielung von Reinkulturen gelang durch Einschaltung eines fraktionierten Kochprozesses. Interessant ist die Tatsache, daß der Cl. tetani-Stamm alle morphologischen, kulturellen und biochemischen Bedingungen erfüllte, sich aber im Tierversuch als atoxisch erwies. Es handelte sich dementsprechend um einen atoxinogenen Stamm von Cl. tetani. – Der Patient konnte geheilt entlassen werden.

Es besteht kein Zweifel, daß clostridienbedingte Infektionen bzw. Toxiinfektionen vorkommen. Sie sind zwar selten, aber wir müssen damit rechnen, daß wir täglich mit ihnen konfrontiert werden können. Stehen sie zur Diskussion, dann wird von uns in den Routinelaboratorien voller Einsatz hinsichtlich Schnelligkeit, Akkuratesse und auch Ausdauer verlangt. Voraussetzung für eine erfolgreiche Tätigkeit ist eine gute Zusammenarbeit zwischen Kliniker und medizinischem Mikrobiologen.

Anmerkungen

1. Die Abbildung 1 wurde von Herrn Prof. Dr. Kirschner und Herrn Dr. Wittmann, A. K. Altona, zur Verfügung gestellt.
2. Herrn Chefarzt Dr. Lange, A. K. Altona, sei für die klinischen Unterlagen gedankt.
3. Herrn Chefarzt Dr. Wesselhöft, Kreiskrankenhaus Pinneberg, sei für die Informationen gedankt.

Literatur

[1] Al-Jumaili, J., A. J. Bint: Simple Method of Isolation and Presumptive Identification of Clostridium difficile. Zbl. Bakt. Hyg. I. Abt. Orig. A, *250* (1981), 142–146.
[2] Caselitz, F.-H.: Gasödem. In: Gsell, O., W. Mohr (Hrsg.): Infektionskrankheiten II/2 S. 776–786. Springer, Berlin, 1968.
[3] Caselitz, F.-H., V. Freitag: Halbflüssiges Kombinationsnährmedium (TVLS-Medium) zur Züchtung anaerober Bakterien. Ärztl. Lab., *15* (1969), 426–430.
[4] Caselitz, F.-H., V. Freitag: Toxinnachweis und Isolierung des Stammes bei einem Fall von Botulismus. Münch. med. Wschr., *114* (1972), 1643–1645.
[5] Gorbach, S. L.: Other Clostridium Species (Including Gas Gangrene). In: Mandell, G. L. et al. (eds.): Principles and Practice of Infectious Diseases, S. 1876–1885. Wiley, New York, 1979.
[6] Katsaras, K.: Clostridium perfringens-Toxine. Archiv für Lebensmittelhygiene, *31* (1980), 117–152.
[7] Knothe, H.: Diarrhoen unter Chemotherapie. Umweltmedizin, *3* (1983), 47–48.
[8] MacLennan, J. D.: The histotoxic clostridial infections. Bact. Rev., *26* (1962), 1977.
[9] Möllby, R. et al.: Diagnosis of Clostridium-difficile-Associated Enterocolitis in Sweden. Laboratory and Epidemiological Aspects. Scand. J. Infect. Dis. Suppl., *22* (1980), 30–36.
[10] Schmidt, H.: Fortschritte der Serologie. Steinkopff, Darmstadt, 1955.
[11] Thelestam, M., M. Brönnegård: Interaction of Cytopathogenic Toxin from Clostridium difficile with Cells in Tissue Culture. Scand. J. Infect. Dis. Suppl., *22* (1980), 16–29.
[12] Werner, H.: Klinische Anaerobier-Bakteriologie. Thieme, Stuttgart, 1982.
[13] Zeissler, J. et al.: Die Gasödeme des Menschen. Steinkopff, Darmstadt, 1958.

Resistenzmechanismen bei Anaerobiern

C. Krasemann

Infektionen durch strikt anaerobe Bakterien sind in den letzten Jahren zunehmend in den Mittelpunkt des Interesses gerückt. Parallel dazu hat auch die Frage an Bedeutung gewonnen, welche Chemotherapeutika für Anaerobier-Infektionen eingesetzt werden können und ob sich gegenüber diesen Substanzen Änderungen im Resistenzverhalten feststellen lassen.

Bei den Enterobacteriaceae, Pseudomonaden, Staphylokokken und anderen Bakterien haben wir die beunruhigende Erfahrung machen müssen, daß der mit einer neuen Substanz gewonnene Vorsprung in absehbaren Zeiträumen von den Krankheitserregern immer wieder eingeholt worden ist.

Bei den strikt anaeroben Bakerien sind die Untersuchungen über die Resistenzmechanismen erst in den letzten Jahren intensiv durchgeführt worden, und zwar vor allem bei Bacteroides-Arten und Clostridien. Es hat sich dabei gezeigt, daß auch die anaeroben Erreger vielfältige Möglichkeiten besitzen, um die Einwirkung der Antibiotika abzuwehren.

A. Genetische Determinierung der Resistenz

Ausführliche Untersuchungen mit Bacteroides-Stämmen, die z. B. gegenüber Tetracyclinen, Erythromycin und Clindamycin resistent waren [13], sowie Clostridium perfringens [26] und C. difficile-Stämme mit Tetracyclin-Resistenz haben gezeigt, daß auch diese Keime über den gesamten genetischen Apparat verfügen, der bei den Enterobacteriaceae ausführlich studiert worden ist. Guiney et al. [5] haben bei Clindamycin-resistenten Bacteroides-Stämmen (B. fragilis, B. thetaiotaomicron, B. vulgatus) Plasmide mit der Größe zwischen 60 und 2 Megadalton isoliert; allerdings konnte nicht mit allen Plasmiden das Resistenzmerkmal transferiert werden (Tabelle 1). Shimell et al. [28] und Tally et al. [33] haben besonders ausführlich das Bacteroides-Plasmid pBFTM10 untersucht, das für Clindamycin-Erythromycin-Resistenz verantwortlich ist und sich auf Stämmen unterschiedlichster Herkunft isolieren ließ. Auffällig ist die geringe Größe mit 15,6 Kilobasen. Sequenzanalysen nach Behandlung mit Restriktionsenzymen haben gezeigt, daß die Determinante für Clindamycin-Resistenz sowohl auf dem Plasmid als auch chromosomal lokalisiert sein kann [5, 28]. Die Autoren vermuten daher, daß bei den Bacteroides-Stämmen Resistenzmerkmale durch Transposons, d. h. zwischen Chromosom und Plasmiden vagabundierendes genetisches Material, eine weite Verbreitung finden können [28]. Es ist noch ungeklärt, ob die Clindamycin-Erythromycin-Resistenz bei Bacteroides

Tabelle 1 Clindamycin-Resistenz bei Bacteroides (Guiney et al. 1983)

Spezies	Transfer		
	Tetr.-R.	Clinda.-R.	Plasmid
B. fragilis	+	–	Nein
B. fragilis	+	+	?
B. fragilis	–	–	Nein
B. fragilis	–	–	2,9 und 2,0 Megadalton
B. thetaiotaomicron	–	–	Nein
B. thetaiotaomicron	–	–	5,8 Megadalton
B. thetaiotaomicron	–	–	30 und 8,2 Megadalton
B. thetaiotaomicron	–	–	4,1 Megadalton
B. distasonis	–	–	60 Megadalton
B. distasonis	–	–	Nein
B. vulgatus	–	–	Nein

durch die gleichen Gene kodiert wird wie bei Staphylococcus aureus oder Streptomyces-Arten [32]. Eine Arbeitsgruppe konnte Resistenzplasmide mit Ethidiumbromid aus Bacteroides entfernen.

Auffällig ist, daß sowohl bei den Bacteroides-Arten als auch bei Clostridien ein Resistenztransfer nur bei stabilem Zell-zu-Zell-Kontakt auf Membranfiltern möglich war, nicht jedoch bei gemeinsamer Kultivierung in Bouillon [24, 26, 27]. Die Übertragung der Plasmide kam also durch Konjugation zustande. Zum Teil waren die Resistenzen induzierbar, zum Teil konstitutiv [21]. Bei Resistenzen gegenüber mehreren Antibiotika konnten auch beide Verhaltensmuster nebeneinander beobachtet werden.

Daneben wurde eine andere, nicht an Plasmide gebundene Übertragung der Tetracyclin-Resistenz bei Bacteroides fragilis beschrieben [15, 23]. Unter Einwirkung von Tetracyclin konnte die Resistenz bei Zellkontakt auf Filtern übertragen werden, ohne daß sich Plasmid-DNA nachweisen ließ. Die Autoren vermuten daher eine Lokalisierung der Resistenzmerkmale auf dem Chromosom. Von Wüst [38] wurde ein ähnliches Phänomen für Clostridium difficile mit den Resistenzmerkmalen Clindamycin, Erythromycin und Tetracyclin beschrieben. Die Übertragung der Plasmide zwischen z. B. Bacteroides fragilis und Bacteroides thetaiotaomicron wurde sicher nachgewiesen [20]. Dieses Verhalten ist also durchaus mit dem der Enterobacteriaceae vergleichbar. Beunruhigend ist hingegen die Tatsache, daß ein stabiler Plasmid-Transfer über mehrere Passagen auch von B. fragilis sowie B. thetaiotaomicron auf Escherichia coli möglich war [22, 27]. Desgleichen ließen sich Plasmide von Escherichia coli auf Bacteroides-Arten übertragen [27]. Ein Plasmid-Transfer unter In-vivo-Bedingungen, z. B. im Kolon, ist daher zwischen diesen Spezies sehr leicht vorstellbar. Demgegenüber scheint ein in Enterokokken vorkommendes Plasmid, das für Erythromycin- und Clindamycin-Resistenz verantwortlich ist, nicht auf Bacteroides-Arten transferiert zu werden [19].

B. Mechanismen der Resistenz

Unabhängig davon, ob die genetische Information zur Resistenz auf einem Plasmid oder auf dem Chromosom lokalisiert ist, gibt es für das Bakterium immer verschiedene Möglichkeiten, sie zu realisieren.

Nach den heutigen Kenntnissen lassen sich drei grundsätzlich verschiedene Mechanismen unterscheiden. Das sind:
1. Barrieren für die Durchlässigkeit der entsprechenden Antibiotika,
2. inaktivierende Enzyme und
3. Änderungen des Bakterienstoffwechsels.

1. Resistenz durch mangelnde Penetration der Antibiotika

Besonders eindrucksvoll zeigt sich dieser Resistenzmechanismus bei den Aminoglykosiden. Alle Aminoglykosid-Antibiotika sind gegenüber strikt anaeroben Bakterien unwirksam. Nach Bryan und Kwan [2] fehlen diesen Bakterien die Mechanismen, mit deren Hilfe die Aminoglykoside aktiv zu den Ribosomen transportiert werden. Dazu gehören Transportchinone, die zyklisch oxydiert und reduziert werden, sowie ein Membranpotential, dessen Verminderung offenbar auch für die reduzierte Aminoglykosid-Wirksamkeit z. B. bei Escherichia coli unter anaeroben Bedingungen verantwortlich ist. Isoliert man die Ribosomen aus den strikt anaeroben Bakterien, so zeigen sie im zellfreien System das gleiche Verhalten wie die Ribosomen aus den Aminoglykosid-empfindlichen Enterobacteriaceae.

Auch bei einigen β-Laktam-Antibiotika beruht die Resistenz vermutlich auf der mangelnden Penetration in die Bakterienzelle. Bereits bevor die Substanzen Cefoxitin und Latamoxef dem Kliniker zur Verfügung standen, ließen sich B. fragilis- und vor allem B. thetaiotaomicron-Stämme nachweisen, die primär gegenüber den genannten Antibiotika resistent waren [36, 37]. Bei derartigen Stämmen ließen sich weder extra- noch intrazellulär β-Laktamasen auffinden [15, 17, 36, 37]; daher liegt die Vermutung nahe, daß die Substanzen nicht zu den entsprechenden Bindeproteinen gelangen.

Auch die ausgeprägte Resistenz von Clostridium difficile gegenüber β-Laktam-Antibiotika scheint im wesentlichen ein Transport- bzw. Penetrationsproblem der entsprechenden Substanzen zu sein. Untersuchungen von Rolfe und Finegold [25] haben darüber hinaus gezeigt, daß die Clostridium difficile-assoziierte Ileozoekitis bei Hamstern unter Ampicillin-Therapie mit Ampicillin-empfindlichen Stämmen induziert werden kann. Die Autoren folgern daraus, daß die β-Laktamasen anderer Bakterienspezies in den Faezes zur Pathogenese der Ileozoekitis entscheidend beitragen.

2. Resistenz durch Antibiotika-inaktivierende Enzyme

Der Resistenzmechanismus, der auf der enzymatischen Inaktivierung der Antibiotika beruht, ließ sich für die strikt anaeroben Bakterien bisher für Chloramphenicol und für eine große Zahl von β-Laktamen nachweisen. Thadepalli et al. [34] zeigten 1977 in vitro eine rasche Inaktivierung von Chloramphenicol durch Bacteroides fragilis, was sie auf eine Nitroreduktaseaktivität zurückführten. Sie erklärten damit die Unwirksamkeit dieser Substanz bei Anaerobier-Infektionen. Britz und Wilkinson [1] fanden darüber hinaus eine Chloramphenicol-Acetyltransferase bei Bacteroides fragilis. Dieses Enzym weist die 10fach geringere Aktivität als die Acetyltransferase aus Escherichi coli auf.

Zahlreiche Arbeitsgruppen haben sich mit den β-Laktamasen bei Bacteroides-Arten beschäftigt [6, 7, 16, 18, 29, 30]. Die meisten Autoren [6, 16, 18] kamen dabei zu dem Ergebnis, daß fast alle Stämme von Bacteroides fragilis und verwandten Arten Enzyme bilden, die sich vorwiegend als Cephalosporinase charakterisieren ließen. Der Nachweis der β-Laktamase erfolgte dabei u. a. auf biologischem Weg. Die Arbeitsgruppe Tajima et al. [30] konnte hingegen lediglich bei 30% der Bacteroides-fragilis-Stämme β-Laktamase-Aktivitäten nachweisen. Sie verwendeten den Nitrocefin-Test. Bei den in der Gynäkologie wichtigen Spezies Bacteroides bivius und B. disiens waren ca. 50% der Stämme mit Enzymen ausgestattet, die sowohl Penicilline als Cephalosporine inaktivierten [29]. Auch bei den schwarz pigmentierten Stämmen der Spezies Bacteroides melaninogenicus ließ sich eine Penicillinase nachweisen, und zwar bei ungefähr 10% der Stämme [7].

Die Bacteroides-β-Laktamasen sind normalerweise an die Zellmembran gebunden und nur ausnahmsweise induzierbar [17]. Unter osmotischem Schock werden ca. 40% der zellgebundenen Enzyme freigesetzt [17]. Die Enzyme der verschiedenen Bacteroides-Arten unterscheiden sich hinsichtlich ihrer isoelektrischen Fokussierung (Tabelle 2) und ihres Verhaltens gegenüber β-Laktamase-Inhibitoren (Tabelle 3) [17, 18, 30].

Als stabil gegenüber den Bacteroides β-Laktamasen galten bisher ausschließlich die Cephamycin-Derivate. Inzwischen sind jedoch Bacteroides uniformis- und Bacteroides fragilis-Stämme isoliert worden, die sehr rasch Cefoxitin inaktivieren können [3, 18]. Maskell und Nasu [14] haben mehrere Bacteroides fragilis-Stämme gefunden, die in der Lage sind, Latamoxef zu spalten. Rashtchian et al. [24] haben 1982 in einer Untersuchung mit Bacteroides thetaiotaomicron eine übertragbare Plasmid-gebundene Cefoxitin-Resi-

Tabelle 2 Isoelektrischer Punkt bei Bacteroides-β-Laktamasen (Literaturzusammenstellung)

Spezies	Anzahl der Stämme	Isoelektrischer Punkt (pH)
B. fragilis	41	4,6/4,9
B. distasonis	5	4,8/5,1/5,4
B. ovatus	11	4,0/4,3/4,6/4,8/6,7/7,1
B. thetaiotaomicron	18	4,3/4,5/4,6/5,3/6,7
B. vulgatus	10	4,4/4,6/4,7/4,9
B. uniformis	8	4,6/5,3/5,6
B. bivius	4	5,7
B. asaccharolyticus	4	4,2/4,35
B. melaninogenicus	5	4,2/4,35
B. oralis	3	4,2/4,35

Tabelle 3 Bacteroides-β-Laktamase und Inhibitoren (nach Nord und Olsson-Liljequist [17])

Spezies	Cloxacillin	P-Chloromer-curibenzoat	Clavulansäure
B. fragilis	sens.	sens.	sens.
B. thetaiotaomicron	sens.	sens.	sens.
B. uniformis	sens.	sens.	sens.
B. bivius	resist.	resist.	sens.
B. melaninogenicus	resist.	resist.	?
B. asaccharolyticus	resist.	resist.	sens.
B. oralis	resist.	resist.	?

stenz nachgewiesen; sie machen allerdings keine Angaben darüber, ob auf diesem Plasmid eine β-Laktamase-Aktivität kodiert war.

3. Resistenz durch Adaptation des Bakterienstoffwechsels

Eine Änderung des Stoffwechsels als Resistenzursache wurde bei Bacteroides für die Tetracycline und Metronidazol festgestellt. Nach Fayolle et al. [4] ist auch bei Bacteroides fragilis, ähnlich wie bei Escherichia coli, die Aufnahme von Tetracyclinen zweiphasisch. Der erste Aufnahmeschritt geht sehr rasch vonstatten und ist ATP-unabhängig. Die zweite Phase ist ein aktiver Transport, der bei den resistenten Bacteroides-Stämmen gehemmt ist. Die Tetracyclin-Resistenz ist induzierbar oder konstitutiv.

Metronidazol-resistente Bacteroides Stämme sind bisher nur in seltenen Ausnahmefällen isoliert worden [8]. McLafferty et al. [12] haben ausführlich das Verhalten eines Metronidazol-resistenten Bacteroides-Stammes mit dem von empfindlichen Stämmen verglichen. Die bakterizide Aktivität des Metronidazols ist von der intrazellulären Umsetzung dieser Substanz abhängig, bei der als Intermediärprodukt Acetamid gebildet wird. Bei dem resistenten Stamm wurde vergleichsweise weniger Acetamid gebildet und dadurch die Abtötungskinetik verlangsamt. Die Zellverdoppelungszeit war bei dem resistenten Stamm länger als bei dem empfindlichen, so daß die Resistenz mit einer Verlangsamung des gesamten Stoffwechsels in Zusammenhang stehen könnte. Das ließe sich auch mit dem seltenen Auftreten von Metronidazol-resistenten Bacteroides-Stämmen in Einklang bringen. Das Fehlen einer Resistenzentwicklung ist insofern besonders beeindruckend, als die Substanz schon sehr lange therapeutisch gegenüber Trichomonadeninfektionen eingesetzt wird.

C. Resistenzmechanismen und Empfindlichkeitstestung

In der Literatur finden sich immer wieder Hinweise auf eine zunehmende Resistenzentwicklung auch bei den strikt anaeroben Bakterien. Diese Aussage ist gerade bei den sporenlosen Anaerobiern in zweifacher Hinsicht mit großen Unsicherheitsfaktoren belastet.

Ein Problem ist die Tatsache, daß erst in jüngster Zeit Anstrengungen unternommen worden sind, um die Testung der strikt anaeroben Bakterien zu standardisieren. Bei demselben Antibiotikum können in Abhängigkeit von der Methode unterschiedliche MHK-Werte gemessen werden. Tetracycline werden im Bouillon-Dilutionstest günstiger beurteilt als im Agar-Dilutionstest [35]. Im Gegensatz dazu zeigen die Cephalosporine, die durch die β-Laktamasen der intestinalen saccharolytischen Bacteroidesgruppe gespalten werden, im Agar-Dilutionstest niedrigere MHK-Werte als im Bouillondilutionstest [35]. Bei älteren Untersuchungen ist zudem häufig der Agar-Diffusionstest eingesetzt worden, der sich für die strikt anaeroben Keime überhaupt nicht eignet [10]. Auf diesem Hintergrund ist eine „Resistenzzunahme" bei Bacteroides fragilis gegenüber Clindamycin von 0% im Jahr 1976 auf 4,5% im Jahr 1980 sicher als irrelevant zu beurteilen [32]. Diese Zahlen lassen sich ohne Zweifel durch Variationen in der Testtechnik erklären; dies gilt um so mehr, wenn man die „Resistenzquote" von 2,6% im Jahr 1972 berücksichtigt.

Andererseits drängen sich aber auch da Zweifel auf, ob tatsächlich eine stetige Resistenzzunahme stattgefunden hat bzw. stattfindet, wo die Zahlenunterschiede wesentlich größer sind. Bei den Tetracyclinen sind um 1955 keine resistenten Bacteroides-Stämme gefunden worden. 1976 wird eine Resistenzquote (≥ 4 mg/l) von 58% mitgeteilt, und 1981 in den USA isolierte Stämme sollen, je nach Klinik, Resistenzquoten zwischen 56 und 75% erreichen [31].

Daß zu Beginn der Tetracyclin-Aera keine Resistenzen vorgekommen sind, ist vorstellbar. Ob aber danach eine kontinuierliche Zunahme stattgefunden hat, ist zweifelhaft. Bacteroidaceae und Peptococcaceae sind Bestandteil der Flora auf den Schleimhäuten; unter Umweltbedingungen sterben diese Keime spätestens innerhalb weniger Stunden ab. Dieses Verhalten erklärt sehr leicht, warum Infektionen durch Bacteroidaceae und Peptococcaceae immer endogen entstehen und auf den einzelnen Patienten limitiert bleiben. Sie können niemals Quelle eines infektiösen Hospitalismus werden, wie er z. B. für die Klebsiellen oder Pseudomonaden bekannt ist, die in jeder Feuchtigkeitsansammlung überleben können.

Wenn in diesem Zusammenhang berücksichtigt wird, daß die Tetracycline seit ca. 20 Jahren therapeutisch breit eingesetzt werden, ist es nicht unbedingt konsequent anzunehmen, daß die Bacteroides-Arten erst in der letzten Zeit „gelernt" haben sollen, diese Substanz abzuwehren. Vermutlich kommt in den Statistiken über die Resistenzentwicklung bei Tetracyclinen viel eher zum Ausdruck, daß eine konsequentere mikrobiologische Überwachung von Patienten mit z. B. Pyometra, Peritonitis u. a. durchgeführt wird, was zu einem vermehrten Auffinden resistenter Stämme führt. Bei dem Patienten mit Bronchitis oder Cholangitis, der mit Tetracyclinen therapiert wurde oder wird, findet in der Flora des Oropharynx oder des Darmes ohne Zweifel auch eine Selektion resistenter Stämme statt; nur besteht in dieser Konstellation kein Interesse, die resistenten Erreger zu erfassen. In diesem Zusammenhang zeigt sich, wie schwierig es ist, zutreffende statistische Auswertungen retrospektiv durchzuführen.

Auch bei den neueren Bacteroides-wirksamen β-Laktamantibiotika, wie Cefoxitin, Latamoxef oder den Acylureidopenicillinen, ist anzunehmen, daß in Analogie zu den Tetracyclinen in dem einzelnen Patienten während der Therapie resistente Stämme selektioniert werden; eine epidemieartige Ausbreitung der resistenten Stämme ist aber sicher ausgeschlossen. Sinngemäß gilt das gleiche auch für Metronidazol, auch wenn es im Gegensatz zu den β-Laktam-Antibiotika keine primär resistenten Bacteroidaceae gibt. Daß prinzipiell auch die strikt anaeroben Bakterien in der Lage sind, Resistenzmechanismen neu zu erwerben, wird eindrucksvoll durch den Nachweis von Bacteroides-Stämmen belegt, die fähig sind, die primär stabilen Substanzen Cefoxitin oder Latamoxef durch β-Laktamase zu spalten [3, 14].

Chloramphenicol-resistente Bacteroides-Stämme waren 1981 in den USA nicht nachweisbar. Möglicherweise spielt dabei eine Rolle, daß diese Substanz in der Therapie aus Toxizitätsgründen konsequent gemieden wurde.

D. Resistenzmechanismen und klinische Bedeutung

Nur sehr wenige Untersuchungen haben sich mit der Frage auseinandergesetzt, welche klinische Bedeutung den Resistenzmechanismen bei strikt anaeroben Bakterien zukommt. Die Bedeutung der Penicillinasebildung bei den oralen schwarz-pigmentierten Bacteroides-Stämmen wird unterschiedlich beurteilt. Nach Laatsch et al. [11] soll sie keinen Einfluß auf die Wirksamkeit der Penicilline haben. Zu einer gegenteiligen Ansicht gelangen Heimdahl et al. [7]. Bei Bacteroides fragilis hingegen konnte im Tierexperiment gezeigt werden, daß im infizierten Abszeß die β-Laktamase-labilen Cephalosporine fast vollständig abgebaut werden, so daß eine therapeutische Wirkung weitgehend aufgehoben ist (Tabelle 4) [9].

Snydman et al. [29] kommen bei den in der Gynäkologie wichtigen Spezies B. bivius und B. disiens zu dem Schluß, daß zwischen β-Laktamasebildung und Therapieergebnis ein Zusammenhang besteht.

Bei Fällen von Bacteroides-Sepsis versagte die Therapie mit Chloramphenicol zum Teil [34]. Die Autoren dieser Veröffentlichung brachten das mit den entsprechenden inaktivierenden Enzymen der Erreger in Zusammenhang.

Tabelle 4 Antibiotika-Penetration im Abszeß bei der Maus (nach Joiner et al. [9])

	% Antibiotikum im Abszeß, bezogen auf Serum-Spitzenwerte	
Substanz	Steriler Abszeß	B. fragilis-infizierter Abszeß
Clindamycin	67	47
Cefoxitin	19	18
Latamoxef	27	20
Cephalothin	28	5
Cefoperazon	13	2

Eine sorgfältige Analyse der klinischen Auswirkung von Clindamycin-Resistenz bei Bacteroides wurde 1982 von Yee et al. [39] vorgelegt. Bei 14 Patienten mit derartigen Isolaten traten 4mal Komplikationen auf; in 3 Fällen führte erst der Therapiewechsel zu einer klinischen Besserung.

Literatur

[1] Britz, M. L., R. G. Wilkinson: Chloramphenicol acetyltransferase of Bacteroides fragilis. Antimicrob. Ag. Chemother., *14* (1978), 105–111.

[2] Bryan, L. E., S. Kwan: Mechanisms of aminoglycoside resistance of anaerobic bacteria and facultative bacteria grown anaerobically. J. Antimicrob. Chemother., *8* Suppl. D (1981), 1–8.

[3] Cuchural, G. J. et al.: Cefoxitin inactivation by Bacteroides fragilis. Antimicrob. Agents Chemother., *24* (1983), 936–940.

[4] Fayolle, F., G. Privitera, M. Sebald: Tetracycline Transport in Bacteriodes fragilis. Antimicrob. Agents Chemother., *18* (1980), 502–505.

[5] Guiney, D. G. et al.: Genetic analysis of clindamycin resistance in Bacteroides species. Inf. Dis., *147* (1983), 551–558.

[6] Hammann, R. et al.: β-lactamase acitivity of intestinal saccharolytic Bacteroides spp. and members of the B. melaninogenicus and B. oralis groups determined by substrate profiles. In: Current Chemotherapy and infectious disease (Eds.: Nelson, J. D., C. Grassi) American Society for Microbiology, Washington D. C., 1980, pp. 756–758.

[7] Heimdahl, A., L. von Konow, C. E. Nord: Clinical significance of penicillin-resistant betalactamase producing bacteroides species in human orofacial infections. In: Betalaktamasen (U. Ullmann Hrsg.) G. Fischer, Stuttgart, 1983, S. 49–54.

[8] Ingham, H. R. et al.: Bacteroides fragilis resistant to metronidazole after long-term therapy. Lancet, *I* (1978), 214.

[9] Joiner, K. A. et al.: Antibiotic levels in infected and sterile subcutaneous abscesses in mice. J. Inf. Dis., *143* (1981), 487–494.

[10] Krasemann, C., H. Werner: Metronidazolempfindlichkeit von Anaerobiern – Probleme der Testung. FAC, 2–4 (1983), 543–552.

[11] Laatsch. L. J., P. R. Hohenfeldt, W. L. Kos: Antibiotic susceptibility of black-pigmented Bacteroides isolates from the human oral cavity. Antimicrob. Agents Chemother., *22* (1982), 698–700.

[12] McLafferty, M. A., R. L. Koch, P. Goldman: Interaction of metronidazole with resistant and susceptible Bacteroides fragilis. Antimicrob. Agents Chemother., *21* (1982), 131–134.

[13] Malamy, M. H., F. P. Tally: Mechanisms of drug-resistance transfer in Bacteroides fragilis. J. Antimicrob. Chemother., *8* Suppl. D (1981), 59–75.

[14] Maskell, J. P., M. Nasu: Enzyme-mediated resistance of Bacteroides fragilis to moxalactam. Lancet, *I* (1981), 733.

[15] Mays, T. D. et al.: Novel antibiotic resistance transfer in Bacteroides. Antimicrob. Agents Chemother., *21* (1982), 110–118.

[16] Nord, C. E., K. Dornbusch, B. Olsson: Studies on beta-lactamase in Bacteroides fragilis. Infection, *8* Suppl. 2 (1980), 167–170.

[17] Nord, C. E., B. Olsson-Liljequist: Resistance to β-lactam antibiotics in Bacteroides species. J. Antimicrob. Chemother., *8* Suppl. D (1981), 33–42.

[18] Olsson-Liljequist, B., K. Dornbusch, C. E. Nord: Characterization of three different betalactamases from the Bacteroides fragilis group. Antimicrob. Agents Chemother., *18* (1980), 220–225.

[19] Ounissi, H., P. Courvalin: Classification of macrolide-lincosamide-streptogramin-B-type antibiotic resistance determinants. Ann. Microbiol. (Paris), *132B* (1981), 441–454.

[20] Privitera, G., A. Dublanchet, M. Sebald: Transfer of multiple antibiotic resistance between subspecies of Bacteroides fragilis. J. Infect. Dis., *139* (1979), 97–101.

[21] Privitera, G., F. Fayolle, M. Sebald: Resistance to tetracycline, erythromycine, and clindamycine in

the Bacteroides fragilis group: inducible versus constitutive tetracycline resistance. Antimicrob. Agents Chemother., *20* (1981), 314–320.

[22] Rashtchian, A., S. J. Booth: Stability in Escherichia coli of an antibiotic resistance plasmid from Bacteroides fragilis. J. Bacteriol., *146* (1981), 121–127.

[23] Rashtchian, A., G. R. Dubes, S. J. Booth: Tetracycline-inducible transfer of tetracycline resistance in Bacteroides fragilis in the absence of detectable plasmid DNA. J. Bacteriol., *150* (1982), 141–147.

[24] Rashtchian, A., G. R. Dubes, S. J. Booth: Transferable resistance to cefoxitin in Bacteroides thetaiotaomicron. Antimicrob. Agents Chemother., *22* (1982), 701–703.

[25] Rolfe, R. D., S. M. Finegold: Intestinal β-lactamase activity in ampicillin-induced, Clostridium difficile-associated ileocecitis. J. Inf. Dis., *147* (1983), 227–235.

[26] Rood, J. E., V. N. Scott, C. L. Duncan: Identification of a transferable tetracycline resistance plasmid (PCW3) from Clostridium perfringens. Plasmid, *1* (1978), 563–570.

[27] Rotimi, V. O., B. I. Duerden, S. Hafiz: Transferable plasmid-mediated antibiotic resistance in Bacteroides. J. Med. Microbiol., *14* (1981), 359–370.

[28] Shimell, M. J. et al.: Hybridization studies reveal homologies between pBF4 and pBFTM10, two clindamycin-erythromycin resistance transfer plasmids of Bacteroides fragilis. J. Bacteriol., *152* (1982), 950–953.

[29] Snydman, D. R. et al.: Bacteroides bivius and Bacteroides disiens in obstetrical patients: clinical findings and antimicrobial susceptibilities. J. Antimicrob. Chemother., *6* (1980), 519–525.

[30] Tajima, M. et al.: The β-lactamases of genus Bacteroides. J. Antibiotics, *36* (1983), 423–428.

[31] Tally, F. P, et al.: Susceptibility of the Bacteroides fragilis group in the United States in 1981. Antimicrob. Agents Chemother., *23* (1983), 536–540.

[32] Tally, F. P. et al.: Clindamycin resistance in Bacteroides fragilis. J. Antimicrob. Chemother., *8* Suppl. D (1981), 43–48.

[33] Tally, F. P. et al.: Characterization of pBFTM10, a clindamycin-erythromycin resistance transfer factor from Bacteroides fragilis. J. Bacteriol., *151* (1982), 686–691.

[34] Thadepalli, H., S. L. Gorbach, J. G. Bartlett: Apparent failure of chloramphenicol in the treatment of anaerobic infections. Curr. Therap. Res., *22* (1977), 421–426.

[35] Werner, H.: Resistenzbestimmung bei Anaerobiern; Immunität und Infektion, *6* (1978), 253–259.

[36] Werner, H., C. Krasemann, J. Ungerechts: Cefoxitin-Empfindlichkeit von Cephalosporinase-positiven und -negativen Bacteroidaceae. Infection, *7* Suppl. 1 (1979), 43–46.

[37] Werner, W., C. Krasemann: In-vitro Aktivität des Oxa-Beta-Laktams LY 127 935 gegenüber Bacteroides fragilis und anderen anaeroben gramnegativen Stäbchen. Infection, *8* Suppl. 3 (1980), 342–346.

[38] Wüst, J., K. Hardegger: Transferable resistance to clindamycin, erythromycin, and tetracycline in Clostridium difficile. Antimicrob. Agents Chemother., *23* (1983), 784–786.

[39] Yee, M. H. et al.: The clinical significance of clindamycin-resistant Bacteroides fragilis. JAMA, *248* (1982), 1860–1861.

Die Rolle der Chemotherapie bei der Behandlung von Anaerobier-Infektionen

Ian Phillips

Wenn man Aktinomykose und clostridiale Intoxikationen ausschließt, die im Rahmen dieser Arbeit nicht berücksichtigt werden, kann man Infektionen durch Anaerobier in drei größere Gruppen einteilen. Eine Gruppe umfaßt pyogene Infektionen, die spontan oder postoperativ entstehen; sie können, müssen aber nicht, eine Beziehung zu Körperregionen aufweisen, die eine reichhaltige normale Flora besitzen wie der Darm, die Vagina oder der Respirationstrakt. Die zweite Gruppe stellen Fälle von synergistischer Gangrän der Haut oder tieferliegender Gewebe dar. Die dritte Gruppe umfaßt Veränderungen im Gleichgewicht der normalen Flora im Bereich der oben genannten Regionen [12].

Um die Rolle der Chemotherapie zu demonstrieren, habe ich vier Beispiele aus Fällen ausgewählt, die wir sorgfältig studiert haben. Wundinfektionen nach Operationen des Dickdarmes und Schweißdrüseneiterungen sind pyogene Infektionen, die postoperativ bzw. spontan entstehen. Die nekrotisierende Fasziitis ist eine synergistische Gangrän; und nichtspezifische Infektionen der Vagina (anaerobe Vaginosis) scheinen nach dem derzeitigen Wissensstand eine Störung der normalen Vaginalflora zu sein.

Die Auswahl der Antibiotika ist ein entscheidender, grundsätzlicher Gesichtspunkt. Für eine rationale Chemotherapie muß die Wahl der Substanzen davon abhängig gemacht werden, welche strikt anaeroben Keime im allgemeinen bzw. in der speziellen Situation vorkommen. Normalerweise sind mehrere Spezies zu erwarten, und häufig sind sie mit aerob wachsenden Bakterien assoziiert. Ferner sollte ihre Empfindlichkeit gegen Antibiotika berücksichtigt werden [11, 12]. Die Frage, ob alle Erreger, die isoliert werden konnten, bei der Chemotherapie berücksichtigt werden müssen, oder ob es reicht, z. B. nur die Anaerobier zu behandeln, ist noch weitgehend ungeklärt.

Pyogene Infektionen

1. Postoperative Infektionen nach operativen Eingriffen am Dickdarm [4]

Durch die Einführung einer effektiven Prophylaxe [2] sind schwerwiegende Infektionen nach Darmeingriffen selten geworden. Wenn sie trotzdem vorkommen, dann ist die entscheidende therapeutische Maßnahme das Entfernen des Eiters. Antibiotika haben Bedeutung für das Eindämmen der Infektion – trotzdem ist es sehr schwierig, dies durch klinische Prüfungen zu beweisen, da der klinische Verlauf derartiger Infektionen sehr unterschiedlich ist. Viele Wirksamkeitsbeweise der Antibiotikatherapie basieren auf offenen klinischen Prüfungen, wie wir sie mit Metronidazol durchgeführt haben [3]. Antibiotika spielen auch eine Rolle bei der Behandlung von Septikämien, die bei derartigen Infektionen als Komplikation auftreten können. Dabei handelt es sich ebenfalls häufig um Mischinfektionen, z. B. können Escherichia coli und Bacteroides fragilis gemeinsam aus dem Blut isoliert werden. Auch hier ist der Nachweis des Antibiotikaeffektes schwierig, da nach Drainieren der Abszesse Bakteriämien spontan verschwinden können. Es scheint jedoch keinesfalls ratsam, positive Blutkulturen zu ignorieren, denn es ist in Einzelbeobachtungen immer wieder beschrieben worden, daß Patienten in derartigen Situationen metastatisch Anaerobier-Infektionen entwickeln.

Die meisten, die sich mit anaeroben pyogenen Infektionen beschäftigt haben, kommen zu der Schlußfolgerung, daß die wichtigste Maßnahme in einer adäquaten Drainage besteht, daß darüber hinaus aber auch die Antibiotikatherapie notwendig ist. In einigen Fällen kann die Therapie ausschließlich gegen die Anaerobier gerichtet sein [4], aber in anderen Situationen, z . B. bei Leberabszessen, sollte die Chemotherapie sowohl Aerobier als auch Anaerobier erfassen [8].

2. Schweißdrüsenabszesse

Ursache dieser Erkrankung ist eine Störung der apokrinen Drüsen vorwiegend der Achsel- und manchmal auch der Leistengegend, was einen Verschluß der Drüsen und immer wiederkehrende Abszesse nach sich zieht. Sehr häufig handelt es sich um Mischinfektionen, wobei die Anaerobier überwiegen [7]. Die Patienten werden häufig inadäquat behandelt, nämlich durch einfache Drainage der Abszesse, wo eine radikalere Entfernung der erkrankten Drüsen notwendig wäre. Oder es wird mit Staphylokokken-wirksamen Antibiotika therapiert, wo Substanzen mit Anaerobierwirksamkeit angezeigt wären; doch auch hier ist es schwierig, die Wirksamkeit einer geeigneten Antibiotikatherapie eindeutig zu beweisen [7].

Eine Anaerobier-wirksame Antibiotikatherapie hat einen zweiten Nutzen, der jedoch für den Patienten oft von entscheidender Bedeutung ist; sie kann nämlich den unangenehmen Geruch eindämmen, der für den Patienten weitreichende soziale Konsequenzen mit sich bringen kann [7]. Im Hinblick auf die chirurgischen Maßnahmen gilt ähnliches auch für anaerobe Brustabszesse [6] und für Steißbeinabszesse; die chemotherapeutischen Aspekte sind auf die zahlreichen spontan entstehenden perirektalen Infektionen übertragbar [15]. Die Tatsache, daß anti-anaerobe Substanzen den unangenehmen Geruch unter Kontrolle bringen können, ist bei zahlreichen Infektionen von großer Bedeutung; das gilt auch für proliferierende Neoplasmen.

Synergistische Gangrän

Diese Infektionen können spontan oder als Komplikation einer zunächst lokalisierten Eiterung auftreten, wie z. B. bei postoperativer Wundinfektion. Das betroffene Gewebe geht zugrunde, und die Heilung hängt daher weitgehend von der chirurgischen Exzision des betroffenen Gewebes ab, genauso wie bei dem durch Clostridien verursachten Gasbrand. Die üblichen mikrobiologischen Untersuchungen zeigen – wie auch in unserer Studie über Skrotalinfektionen [14] – entweder keine Erreger oder lediglich ein paar Kommensalen der Haut; als anderes Extrem werden komplexe Assoziationen von anaeroben und aeroben Erregern gefunden. In beiden Fällen ist die Bedeutung einer rationalen Chemotherapie – auch wenn sie ratsam erscheint – zweifelhaft, denn die Antibiotika können nicht in das abgestorbene Gewebe penetrieren.

Klinische Studien bei diesen glücklicherweise seltenen Erkrankungen sind unmöglich, und man kann seine Schlußfolgerungen über die fragliche Wirkung der Antibiotika nur aus eigenen Erfahrungen ziehen. Der vorsichtige Kliniker wird dennoch eine adäquate Chemotherapie einsetzen, weil die Prognose bei vielen dieser Patienten sehr schlecht ist [14, 15].

Anaerobe Vaginosis, unspezifische Infektionen der Vagina

Frauen, die von diesem häufig vorkommenden Krankheitsbild betroffen sind, beklagen sich über übelriechenden Ausfluß aus der Vagina. Die Untersuchung zeigt einen cremigen Ausfluß, aber keinerlei Veränderungen der Wand der Vagina. Der Geruch ist charakteristisch und der pH-Wert im alkalischen Bereich (siehe [1]). Zu den in großer Menge isolierten Bakterien gehören Gardnerella vaginalis und verschiedene Anaerobier, wobei Bacteroides fragilis normalerweise nicht vorkommt. Sowohl die Anaerobier als auch Gardnerella vaginalis sind empfindlich gegenüber Metronidazol bzw. seinen Metaboliten [13]. Unabhängig davon, wer der eigentliche Erreger in dieser Bakterienassoziation ist, sprechen die Patientinnen klinisch und mikrobiologisch gut auf die Behandlung mit Metronidazol an, der einzigen Substanz, die in diesem Zusammenhang ausführlich untersucht worden ist (siehe [1]). Änderungen der normalen Flora kommen selbstverständlich auch in anderen Körperregionen vor, besonders im Darm, wo eine „normale" Flora sich bis in den Dünndarm und den Magen ausdehnen kann; bei einigen dieser Krankheitsbilder kann die Gabe von Antibiotika ebenfalls nützlich sein.

Schlußfolgerungen

Die meisten Patienten mit Anaerobier-Infektionen erhalten Antibiotika. Erst im letzten Jahrzehnt ist das Ausmaß und die Bedeutung dieser Infektionen klinisch und mikrobiologisch erfaßt worden, und erst dadurch ist die adäquate Behandlung eher die Regel geworden, während sie zuvor eher die Ausnahme war. Da nicht geeignete Antibiotika, die früher häufig gegeben worden sind, offensichtlich klinisch wirksam waren, läßt sich schließen, daß Chemotherapie nur eine untergeordnete Rolle bei zahlreichen dieser Infektionen spielt. Ganz offensichtlich sind chirurgische Maßnahmen wichtig, sowohl bei pyogenen Infektionen als auch bei synergistischer Gangrän. Antibiotika haben die Aufgabe, Komplikationen wie Septikämie zu verhindern, eine darüber hinausgehende kung ist zweifelhaft. Da jedoch derartige Erkrankungen häufig einen sehr schweren Verlauf nehmen, sollten grundsätzlich geeignete Antibiotika eingesetzt werden; dabei ist eine Substanz einzuschließen, die gegenüber den anaeroben Erregern wirksam ist.

Die Rolle der Antibiotika bei Veränderungen der normalen Flora wird zunehmend klar erkannt. Die Erkenntnis, daß G. vaginalis und Anaerobier gemeinsam bei anaerober Vaginosis gefunden werden und daß beide auf eine Metronidazoltherapie ansprechen, könnte der Beginn größerer therapeutischer Fortschritte in unserer Dekade werden.

Literatur

[1] Blackwell, A. et al.: Metronidazole in the treatment of nonspecific vaginitis. Lancet (1983), (in press).
[2] Eykyn, S. J. et al.: Prophylactic preoperative intravenous metronidazole in elective colorectal surgery. Lancet, *II* (1979), 761–4.
[3] Eykyn, S. J., I. Phillips: Metronidazole and anaerobic sepsis. Br. Med. J., *2* (1976), 1418–21.
[4] Eykyn, S. J., I. Phillips: Metronidazole in surgical infections. J. Antimicrob. Chemother., *4* Suppl. C (1978), 75–81.
[5] Eykyn, S. J., I. Phillips: Anaerobic infections in surgical patients. In: Surgical Review *1*, Lumley, J., Craven, J. (Eds.), pp. 82–95. Pitman Medical, 1979.
[6] Leach, R. D. et al.: Anaerobic subareolar breast abscess. Lancet, *I* (1979), 35–7.
[7] Leach, R. D. et al.: Anaerobic axillary abscess. Br. Med. J., *2* (1979), 5–7.
[8] Moore-Gillon, J. C., S. J. Eykyn, I. Phillips: Microbiology of pyogenic liver abscess. Br. Med. J., *283* (1981), 819.
[9] Phillips, I.: The spectrum of anaerobic infection. In: Metronidazole, Royal Society of Medicine International Congress and Symposium Series No. 18, Phillips, I., Collier, J. (Eds.), pp. 1–6. Academic Press and Royal Society of Medicine, 1979.
[10] Phillips, I.: General review of anaerobic infections. Revue de l'Institut Pasteur de Lyon, *14* (1981), 243–9.
[11] Phillips, I.: The laboratory and the management of anaerobic infection. J. Antimicrob. Chemother. *10* Suppl. A (1982), 7–10.
[12] Phillips, I. et al.: The antimicrobial susceptibility of anaerobic bacteria in a London Teaching Hospital. J. Antimicrob. Chemother., *8* Suppl. D (1981), 17–26.
[13] Taylor, E. et al.: Gardnerella vaginalis, anaerobes and vaginal discharge. Lancet, *I* (1982), 1376–9.
[14] Whitehead, S. M. et al.: The aetiology of scrotal sepsis. Br. J. Surg., *69* (1982), 729–30.
[15] Whitehead, S. M. et al.: The aetiology of perirectal sepsis. Br. J. Surg., *69* (1982), 166–8.

Infektionen der tiefen Luftwege durch Anaerobier

Aksel Schreiner

Tiefe, von anaeroben Bakterien verursachte Infektionen sind meistens sehr destruktiv. Lungeninfektionen durch Anaerobier sind mit dem Begriff der Aspiration im weitesten Sinne eng verbunden. Solche Infektionen sind nicht häufig und können abortiv verlaufen, doch sind die meisten Fälle durch eine hohe Letalität und durch schwere Folgezustände für die Überlebenden gekennzeichnet. Im folgenden wird eine Übersicht über die Pathogenese, Pathophysiologie, Klinik, Mikrobiologie und Therapie der von anaeroben Bakterien verursachten Lungeninfektionen gegeben.

Pathogenese

In der Pathogenese der Lungeninfektionen nehmen zwei Begriffe, nämlich die Mikrobiologie der Mundhöhle einerseits und die verschiedenen Formen der Aspiration andererseits, eine zentrale Stellung ein:

Die Mikrobiologie der Mundhöhle

Der Speichel Erwachsener enthält etwa 10^7 aerobe und 10^8 anaerobe Keime pro ml [6]. Die Verteilung dieser Population auf Spezies bleibt bei Gesunden einigermaßen konstant, wobei bestimmte Spezies Prädilektionsstellen innerhalb des Oropharynx aufweisen [10]. Die anaeroben Bakterien benötigen für ihr Wachstum, neben einer mehr oder weniger reduzierten Sauerstoffspannung, auch ein niedriges Redoxpotential. Solche Bedingungen entstehen durch den Metabolismus anderer Keime und durch reduzierende Substanzen, die bei dem Gewebezerfall entstehen. Dementsprechend gedeihen die Anaerobier nur in den Zahnfleischtaschen und in den Krypten der Tonsillen. Die am häufigsten vorkommenden Anaerobier des Oropharynx sind nach Gorbach und Bartlett [3, 7] *Fusobacterium nucleatum, Bacteroides melaninogenicus, Bacteroides oralis* und anaerobe grampositive Kokken (Tabelle 1).

Tabelle 1 Anaerobe Bakterien im Oropharynx

Fusobacterium nucleatum
Bacteroides melaninogenicus
Bacteroides oralis
Peptostreptokokken, Peptokokken, Veillonella, Spirochäten

Aspiration

Die erstaunlich effektive Infektionsabwehr der unteren Luftwege, in der Hauptsache durch Zilienaktivität, gezielte Bronchialkonstriktion, Husten und Makrophagen, garantiert bei Gesunden die Sterilität des Bronchialbaumes unterhalb der ersten Bronchialverzweigung. Infektionen in diesem Bereich können durch Tröpfcheninhalation (Tuberkulose, Chlamydieninfektionen, Legionellainfektionen) und durch Verschleppung über die Blutbahn (septische Embolie) entstehen. Doch wird allgemein anerkannt, daß die überwiegende Zahl der Lungeninfektionen durch eine Kombination von Aspiration auf der einen Seite und allgemeiner oder lokaler Herabsetzung der Infektionsabwehr auf der anderen Seite entstehen. Seit dem Bericht Mendelsons [9] über die Aspiration von Magensaft in der Narkose sind Infektionen der unteren Luftwege durch Anaerobier mit dem Ereignis der Aspiration derart eng verknüpft, daß eine Synonymität entstanden ist („Aspirationspneumonie"). Bei der Aspiration von Magensaft entsteht eine pH-abhängige (< 2,4) chemische Pneumonitis mit Blutungen, auf deren Boden sich allmählich die klassischen Syndrome der Lungeninfektionen durch Anaerobier entwickeln. Auch bei Aspiration von größeren Fremdkörpern entstehen Gewebsschäden, z. B. Atelektasen, die Nährböden für Infektionen bieten können. Neben diesen akzidentellen Formen der Aspiration kommt bei Gesunden auch dauernd eine Aspiration von kleinen Mengen Rachensekret vor, ein Geschehen, das sich im Schlaf verstärkt [8]. Es erscheint deswegen sinnvoll, eine „pathologische Aspiration" von einer „physiologischen Aspiration" zu unterscheiden. Es entsteht dann die Frage, ob die physiologische Aspiration bei Lungenschäden zu einer Besiedlung der Lunge mit anaeroben Bakterien führt, die ihrerseits Anlaß zur Infektion geben könnte. Wir [11] haben mittels transtrachealer Aspiration Patienten mit chronischer Bronchitis, mit akuten Exazerbationen chronischer Bronchitis und mit Bronchiektasen untersucht und haben nur bei Patienten mit Bronchiektasen anaerobe Bakterien gefunden (Tabelle 2). Wahrscheinlich entsteht eine Besiedlung mit Anaerobiern nur, wenn tiefgreifende Schäden vorliegen.

Tabelle 2 Häufigkeit von anaeroben Isolaten bei Patienten mit Bronchitis und Bronchiektasen

	n	Anaerobe Isolate
Chronische Bronchitis	15	0
Bronchiektasen	11	3
Akute Exazerbationen chronischer Bronchitis	76	0

Partikel von einer den Bakterien entsprechenden Größenordnung werden in den Luftwegen mittels Sedimentierung deponiert. Da die Abbiegung des rechten Hauptbronchus von der Trachea geringer ist als die des linken, ist es erklärlich, daß sich die meisten nach Aspiration entstehenden Infektionen in der rechten Lunge abspielen. Ebenso erklärt der Einfluß der Schwerkraft auf sedimentierende Organismen die Tatsache, daß die Lokalisation der Infektion in der betroffenen Lunge bei bettlägerigen und nicht bettlägerigen Patienten verschieden ist [5].

Pathophysiologie

Man hat die Entstehung der Bronchialinfektionen durch Anaerobier als einen kontinuierlichen Prozeß zu erklären versucht: Der Prozeß fängt mit einer Pneumonitis an, die durch Füllung der Alveolen mit Flüssigkeit und Entzündungszellen gekennzeichnet ist, und breitet sich danach meist kegelartig aus, wobei die Grundfläche der Kegel der Pleura entspricht und die Spitze gegen den Hilus zeigt [10]. Die Verwechslung mit einer Lungenembolie im Röntgenbild liegt deshalb nahe. Bleibt der Zustand unbehandelt, entwikkelt er sich zu einem Lungenabszeß oder zu einer nekrotisierenden Pneumonie. Lungenabszesse entwickeln sich in einem konsolidierten Bereich der Lunge und stehen häufig mit einem Bronchus in Verbindung. Meistens entstehen nur vereinzelte Abszesse mit einem Durchmesser von mehr als 2 cm. Die nekrotisierende Pneumonie ist ein umgreifender Prozeß, der durch zahlreiche, kleine Kavitäten (< 1 cm Durchmesser) und progredierende Nekrose gekennzeichnet ist. Ob sich ein Empyem entwickelt, hängt von der Geschwindigkeit des Fortschreitens ab. Prozesse, die rasch progredieren, neigen zur Bildung von Ergüssen, während sich langsam entwickelnde Abszesse anscheinend durch Fibrosierung gegen Durchbruch in die Pleurahöhle geschützt sind [10].

Klinik

Die Symptome der unbehandelten Anaerobier-Infektionen der Lungen, wie sie aus der alten Literatur hervorgehen, sind: Husten, übelriechender Auswurf, Fieber, pleuritische Schmerzen, Gewichtsverlust und nächtlicher Schweiß [10]. Früher hat man eine Trilogie von Syndromen beschrieben, die Lungenabszeß, Lungengangrän (nekrotisierende Pneumonie) und Empyem umfaßte. Nach der Untersuchung von Bartlett et al. [3] muß noch die einfache Pneumonitis hinzugefügt werden. Diese Autoren fanden eine einfache Pneumonitis bei 27 von 57 Patienten, die alle an einer Lungeninfektion mit Anaerobiern erkrankt waren.

Einfache Pneumonitis

Die einfache Pneumonitis durch Anaerobier verläuft akut, ohne übelriechenden Auswurf und Gewebenekrose. Die enge Beziehung zur Aspiration ist sehr auffallend, da fast 70% dieser Patienten entweder ein reduziertes Bewußtsein oder Dysphagie aufweisen [3]. Die Mehrzahl solcher Infektionen sind polymikrobiell, wobei sowohl aerobe wie fakultative Bakterien neben den Anaerobiern vorhanden sind.

Nekrotisierende Pneumonie

Die nekrotisierende Pneumonie ist ein suppurativer Prozeß, der die Lappengrenzen oft überschreitet. Er entwickelt sich wahrscheinlich aus einer einfachen Pneumonitis. Der

Verlauf ist meistens fulminant mit hohem Fieber und Leukozytose. Die Letalität bleibt trotz adäquater Behandlung ungefähr 20%.

Lungenabszeß

Der Lungenabszeß entwickelt sich schleichend. Die Korrelation zur Aspiration wird mit 64% und die mittlere Latenzzeit mit 12 Tagen angegeben [1]. Röntgenologisch findet sich meistens nur eine Kavität mit einem Durchmesser von mehr als 2 cm. Die weißen Blutkörperchen sind nur wenig vermehrt, und das Fieber ist mäßig. Eine leichte Anämie ist meistens vorhanden. Bei rechtzeitiger Behandlung ist die Prognose ausgezeichnet.

Empyem

Das Empyem entwickelt sich, wenn ein suppurativer Prozeß auf die Pleura übergreift, noch bevor sich eine schützende Fibrosierung gebildet hat. Ein Durchbruch in die Pleurahöhle ist aber auch auf demWege einer bronchopulmonalen Fistel möglich. Ebenso entstehen Pleuraergüsse, wenn ein subphrenischer Abszeß das Zwerchfell durchbricht. Patienten mit Empyem haben meistens hohes Fieber, deutliche Leukozytose (über 20×10^9/l) und Anämie. Die Letalität liegt zwischen 10 und 20%.

Insgesamt sollte der Verdacht auf eine von Anaerobiern verursachte Lungeninfektion geweckt werden, wenn sich bei einem Patienten, der zur Aspiration neigt, eine akute oder chronische Krankheit mit Zeichen einer Lungenaffektion entwickelt.

Mikrobiologie

Jede Sputumprobe wird während der Passage durch den Rachen und die Mundhöhle mit anaeroben Bakterien kontaminiert. Die bakteriologische Untersuchung einer solchen Probe bei Verdacht auf eine Lungeninfektion mit Anaerobiern ist daher wertlos. Die transtracheale Aspiration dagegen hat sich gerade bei solchen Infektionen als besonders wertvoll erwiesen [2]. Probenentnahmen mittels transkutaner Lungenpunktion oder durch Bronchoskopie mit „geschützter Bürste“ scheinen vielversprechend, doch sind die klinischen Erfahrungen spärlich. Von den vier Syndromen der Lungeninfektion durch Anaerobier sind Lungenabszesse und Empyeme bakteriologisch am besten untersucht [7]. *F. nucleatum* und *B. melaninogenicus* sind die am häufigsten vorkommenden Anaerobier, aber auch andere anaerobe und fakultative Bakterien werden angetroffen (Tabelle 3). In einer retrospektiven Untersuchung [12] von 29 Patienten mit Lungenabszeß und 26 Patienten mit Empyem fanden wir, daß adäquate Proben (transtracheale Aspiration oder Pleurapunktion) nur in 14 bzw. 19 Fällen entnommen worden waren. Von diesen waren nur 7 bzw. 6 einer vollwertigen Untersuchung auf Anaerobier unterworfen worden. In 7 bzw. 6 Fällen haben wir Anaerobier isoliert. Die Ergebnisse stimmten mit den Befunden von Gorbach u. Bartlett [7] weithin überein (Tabelle 3).

Tabelle 3 Anaerobe Bakterien, isoliert von Empyemen und Lungenabszessen

Isolat	Empyem	Lungenabszeß
Anaerobe grampositive Kokken	3	2
Anaerobe Diphtheroide	2	2
Fusobacterium nucleatum	1	4
Bacteroides melaninogenicus	1	1
Bacteroides fragilis	1	0

Therapie

Die lungenpathogenen Anaerobier sind, mit Ausnahme von *B. fragilis,* alle gegenüber Penicillin empfindlich. Auch bei Infektionen, bei denen *B. fragilis* isoliert wurde, hat Penicillin sich als wirksam erwiesen. Deswegen bleibt Penicillin bei Lungeninfektionen durch Anaerobier die erste Wahl. Clindamycin und Nitroimidazole sollten nur bei besonderen Indikationen gegeben werden. Wie bei den meisten Infektionen mit Anaerobiern ist die Drainage des Infektionsherdes von außerordentlicher Bedeutung. Bei großen Empyemen kann die Anlage von mehrfachen Drainagen und sogar eine Rippenresektion notwendig werden.

Zusammenfassung

Die von anaeroben Bakterien verursachten Infektionen entstehen meistens nach Aspiration von Sekreten des Rachens und der oberen Luftwege oder von Mageninhalt. Prädisponierende Zustände sind vor allem periodontale Krankheiten, Infektionen der oberen Luftwege und Einschränkungen des Bewußtseins. *Fusobacterium nucleatum, Bacteroides melaninogenicus* und anaerobe, grampositive Kokken sind die häufigsten Erreger. Die Erscheinungsformen sind einfache Pneumonitis, nekrotisierende Pneumonie (Lungengangrän), Lungenabszeß und Empyem. Für die bakteriologische Diagnose sind invasive Methoden notwendig. Penicillin ist fast immer wirksam, auch gegen von *Bacteroides fragilis* hervorgerufene Infektionen.

Literatur

[1] Bartlett, J. G., S. M. Finegold: Anaerobic bronchopulmonary infections. Medicine, *51* (1972), 413–450.

[2] Bartlett, J. G. et al.: Percutaneous transtracheal aspirations in the diagnosis of anaerobic pulmonary infections. Ann. Intern. Med., *79* (1973), 533–540.

[3] Bartlett, J. G. et al.: The bacteriology of aspiration pneumonia. Amer. J. Med., *56* (1974), 202–207.
[4] Bjerkestrand, G. et al.: Bacteriological findings in transtracheal aspirates from patients with chronic bronchitis and bronchiectasis. Scand. J. Resp. Dis., *56* (1975), 201–207.
[5] Brock, R. C.: Lung Abscess. Thomas, Springfield, Illinois, 1952.
[6] Finegold, S. M.: Anaerobic Bacteria in Human Disease. Academic Press, New York, 1977.
[7] Gorbach, S. L., J. G. Bartlett: Anaerobic infections. N. Engl. J. Med., 290 (1974), 1177–1184, 1237–1246, 1289–1294.
[8] Huxley, E. J. et al.: Pharyngeal aspiration in normal adults and patients with depressed consciousness. Amer. J. Med., *64* (1978), 564–568.
[9] Mendelson, C. L.: The aspiration of stomach contents into the lungs during obstetric anesthesia. Amer. J. Obstet. Gynecol., *52* (1946), 191–205.
[10] Rosebury, T.: Microorganisms Indigenous to Man. McGraw-Hill, New York, 1962.
[11] Schreiner, A. et al.: Bacteriological findings in the transtracheal aspirate from patients with acute exacerbation of chronic bronchitis. Infection, *6* (1978), 54–56.
[12] Schreiner, A.: Anaerobic pulmonary infections. Scand. J. Infect. Dis. Suppl., *19* (1979), 77–79.
[13] Sullivan, K. M. et al.: Anaerobic empyema thoracis: The role of anaerobes in 226 cases of culture-proven empyemas. Arch. Int. Med., *131* (1973), 521–527.

Anaerobier-Infektionen bei Kindern: Diagnose und Therapie

Itzhak Brook

Einführung

Die Verbesserung der mikrobiologischen Techniken bei Anaerobiern im letzten Jahrzehnt hat dazu geführt, daß bei erwachsenen Patienten diese Erreger zunehmend häufig bei verschiedensten Infektionen isoliert und als wichtige Pathogene erkannt worden sind. Die neuerliche Isolierung dieser Erreger bei Patienten der Pädiatrie hat dazu geführt, daß man diesen Keimen bei pädiatrischen Infektionen zunehmend Beachtung schenkt.

Die Tatsache, daß vergleichbare Infektionen (wie z. B. pleuropulmonale oder intraabdominale Infektionen) sowohl bei Erwachsenen als auch bei Kindern das gleiche Erregerspektrum aufweisen, sollte nicht weiter überraschen. Zunehmend werden jedoch anaerobe Bakterien bei Infektionen von Kindern isoliert, die man bisher auf aerobe Erreger zurückgeführt hat; diese Tatsache ist von großem Interesse und wird intensiv erforscht. Da die Bedeutung der Anaerobier bei derartigen Infektionen besser verstanden wird, kann eine optimale Therapie durchgeführt werden, die gegen diese Erreger gerichtet ist und möglicherweise rascher den infektiösen Prozeß beendet.

Die Anaerobier-Infektionen bei Kindern werden in dieser Arbeit entsprechend ihrer Lokalisation besprochen. Wie bei Erwachsenen sind diese Infektionen üblicherweise in der Nähe von Schleimhäuten anzutreffen, wo die Anaerobier normalerweise einen Teil der endogenen Flora darstellen (siehe Tabelle 1). Andere klinische Hinweise für Anaerobier-Infektionen sind:

1. Putrider Eiter und/oder charakteristischer übler Geruch
2. Gewebsnekrose
3. Abszeßbildung
4. Gasbildung
5. Negative aerobe Kulturen bei grampositiven Präparaten
6. Ischämie des Gewebes.

Adäquate Entnahme und Transport des anaeroben Untersuchungsmateriales sind unerläßlich, um aussagekräftige anaerobe Kulturergebnisse zu erhalten. Materialien wie Sputum, Fäzes und Mittelstrahlurin sind nicht geeignet, weil sie mit der normalen Flora kontaminiert sind.

Tabelle 1 Lokalisation der Anaerobier-Infektionen bei Kindern

- Intoxikationen
  - Tetanus
  - Wundbotulismus
- Kopf und Hals
  - chronische und akute Otitis media
  - chronische Sinusitis
  - Abszesse der Tonsillen oder des Pharynx
  - Gingivitis
  - Zahnabszesse
  - Zervikale Lymphadenitis
- Zentralnervensystem
  - Hirnabszeß
  - Ventrikulitis nach Einsetzen neurologischer Shunts
  - Otogene Meningitis, extradurales oder subdurales Empyem
- Kardiovaskulär
  - Bakteriämie/Septikämie
  - Endokarditis
- Pleuropulmonal
  - Pneumonie als Folge obstruktiver Prozesse
  - Aspirationspneumonie
  - Lungenabszeß
  - Empyem des Thorax
- Intra-abdominal
  - Komplikationen der Appendizitis
  - Peritonitis
  - Pyelophlebitis
  - Leberabszeß
  - subphrenischer Abszeß
  - Abszesse nach Eröffnung der Eingeweide
  - andere intra-abdominale Abszesse
  - Wundinfektion nach chirurgischer oder traumatischer Eröffnung des Enddarmes
- Weiblicher Genitaltrakt
  - Sepsis nach Abort
  - Puerperale Sepsis
  - Tubo-ovariale Abszesse
  - Endometritis
  - Abszesse der Bartholin-Drüsen
  - Wundabszesse
  - Abszesse der Vulva oder Vagina
  - Chorioamnionitis
- Neonatale Infektionen
  - Infektionen des Skalps
  - Neugeborenenpneumonie
  - Omphalitis

Bakteriämie/Septikämie
Konjunktivitis des Neugeborenen
Säuglingsbotulismus
Nekrotisierende Enterokolitis

- Sonstige Lokalisationen
  Brustabszeß
  Gasbrand (klostridiale Myositis)
  gasbildende Zellulitis
  synergistische nekrotisierende Zellulitis
  nekrotisierende Fasziitis
  bakterielle Konjunktivitis

Infektionen des zentralen Nervensystems

Anaerobier werden häufig aus Hirnabszessen bei Kindern und Erwachsenen isoliert. Die Aussaat anaerober Bakterien in das zentrale Nervensystem (ZNS) geschieht entweder durch kontinuierliche Ausbreitung von chronischer Mastoiditis, Sinusitis oder Otitis media oder durch hämatogene Aussaat von entfernten Infektionsherden (z. B. Lunge oder Abdomen) in das ZNS.

Hirnabszesse kommen am häufigsten in den ersten zwanzig Lebensjahren vor oder im Alter zwischen 50 und 70 Jahren [1]. Anaerobier sind in diesen Abszessen in verschiedenen klinischen Studien in einer Häufigkeit zwischen 11% und 35% gefunden worden, in Abhängigkeit von den anaeroben Kulturtechniken. Am häufigsten werden anaerobe grampositive Kokken nachgewiesen sowie Bacteroides-Arten (einschließlich B. fragilis), Fusobacterium und Actinomyces.

Bei 19 Kindern mit Hirnabszeß, die innerhalb von vier Jahren im Kinderhospital des National Medical Center in Washington behandelt worden sind, konnten in 14 Fällen eine Sinusitis und bei zwei anderen eine Zahninfektion als Ursache ermittelt werden [2]. Ausschließlich Anaerobier wurden bei 63% dieser Hirnabszesse nachgewiesen, Mischinfektionen mit aeroben Erregern bei 26% dieser Fälle und ausschließlich aerobe Erreger bei 2 Patienten (11%). Diese Erfahrung unterstreicht die Bedeutung der Anaerobier für die Pathogenese von intrakranialen Abszessen.

Anaerobe Meningitiden sind selten; wenn sie jedoch vorkommen, dann sind sie üblicherweise mit einer chronischen Otitis media assoziiert oder treten als Komplikation von chirurgischen Eingriffen auf, wie z. B. von lumboperitonealen Shunts [3].

Kopf- und Halsinfektionen

A. Chronische rekurrierende Pharyngotonsillitis

Üblicherweise sind hämolysierende Streptokokken der Sero-Gruppe A, Staphylococcus aureus und Streptococcus pneumoniae mit Infektionen der Tonsillen und im Peritonsillarbereich assoziiert [4].

Demgegenüber sind jedoch Anaerobier aus den Tonsillen von Kindern isoliert worden, die unter chronisch-rekurrierender Tonsillitis litten [5, 6]. Betalaktamase-produzierende Stämme von B. fragilis und S. aureus wurden bei 50 Kindern mit diesem Krankheitsbild in der Häufigkeit von 74% aus den Tonsillen isoliert [7].

In diesem Zusammenhang ist wichtig, daß alle S. aureus- und B. fragilis-Isolate in der Lage waren, Betalaktamase zu produzieren (Tabelle 2).

Tabelle 2 Betalaktamase-bildende Erreger aus den Tonsillen von 50 Patienten mit rezidivierender Tonsillitis

Aerobier	Anzahl der Isolate	Anaerobier	Anzahl der Isolate
Grampositive Kokken		Gramnegative Stäbchen	
S. aureus	24 (24)*	B. melaninogenicus-Gruppe	47 (15)
Gramnegative Stäbchen		B. oralis	12 (5)
H. influenzae Typ B	12 (2)	B. fragilis-Gruppe	10 (10)

* Die Anzahl der Betalaktamase-produzierenden Erreger ist in Klammern angegeben.

Diese Betalaktamase-produzierenden Stämme können die Ursache dafür sein, daß die Streptokokken vor der Penicillinwirkung geschützt sind. Diese Schutzwirkung konnte in vitro und in vivo nachgewiesen werden [8].

In dieser Situation wird wahrscheinlich eine Therapie benötigt, die gegenüber beiden Erregern, nämlich den Betalaktamase-produzierenden Keimen und den Streptokokken, wirksam ist, um die Infektion zu sanieren.

B. Eitrige Thyreoiditis und Parotitis

Bei putriden eitrigen Infektionen besteht von vornherein der Verdacht, daß sie eine anaerobe Ätiologie haben bzw. diese Keime zumindest daran beteiligt sind. Eitrige Thyreoiditis und Parotitis werden allgemein auf S. aureus zurückgeführt; in letzter Zeit sind jedoch anaerobe Bakterien einschließlich Bacteroides sp. und Peptostreptococcus sp. als Erreger dieser Erkrankung erkannt worden [9, 10, 11].

C. Chronische Sinusitis

In der Vergangenheit hat das Fehlen geeigneter Kulturtechniken für Anaerobier und Haemophilus influenzae dazu geführt, daß nur unvollständige bakteriologische Daten über die Sinusitis vorlagen. Fakultative Mikroorganismen, die allgemein bei Sinusitis vorkommen, umfassen H. influenzae, α-hämolytische Streptokokken und S. pneumoniae [12, 13].

Wenn konsequente mikrobiologische Untersuchungen durchgeführt werden, werden Anaerobier häufig nachgewiesen: In einer Studie konnten bei 43% der Patienten Anaerobier als Teil einer Mischinfektion und bei 9% als einzige Erreger nachgewiesen werden [14].

Die vorherrschenden Anaerobier waren Peptostreptococcus sp., Bacteroides sp. und Veillonella sp. In einer Studie mit 40 Kindern mit chronischer Sinusitis konnten in 37 Fällen Erreger kulturell nachgewiesen werden; in allen diesen Fällen waren Anaerobier beteiligt [15]. Ausschließlich Anaerobier wurden bei 23 Patienten (62%] gefunden, in Assoziation mit aeroben Keimen traten sie bei den übrigen 14 Patienten (38%) auf. In jedem Untersuchungsmaterial wurden durchschnittlich drei Anaerobierarten gefunden. Bacteroides sp. (einschließlich B. melaninogenicus), anaerobe grampositive Kokken, Fusobacterium sp., S. aureus und Haemophilus sp. kamen in abnehmender Häufigkeit vor. B. fragilis, der bei chronischer Sinusitis des Erwachsenen nachgewiesen werden kann, trat bei dieser Gruppe pädiatrischer Patienten nicht auf.

Penicillin gilt als wirksam gegenüber den meisten anaeroben Erregern, die bei Sinusitis isoliert werden können. Da jedoch zunehmend häufig Betalaktamase-produzierende Stämme von Bacteroides, besonders B. melaninogenicus, isoliert werden [16], sollte die Antibiotikatherapie so gewählt werden, daß sie gegenüber Betalaktamase resistent ist.

Die Isolierung von Anaerobiern bei Hirnabszeß und Meningitis als mögliche Spätfolge der Sinusitis unterstreicht die Bedeutung einer raschen und adäquaten Therapie. Dazu gehört der frühzeitige Einsatz von Antibiotika, die gegenüber den vermutlich vorhandenen Erregern wirksam sind, und, falls notwendig, chirurgische Maßnahmen.

D. Zahninfektionen

Anaerobe Zahninfektionen finden sich am häufigsten bei Erwachsenen mit schlechten Zähnen, die darüber hinaus einen allgemein schlechten Ernährungsstatus haben. Da jedoch Anaerobier einen Teil der Normalflora des Mundes darstellen, können sie auch bei Kindern Zahninfektionen verursachen. Fusobacterium sp., B. melaninogenicus, anaerobe grampositive Kokken und Actinomyces sp. sind die wichtigsten Erreger, die bei Zahninfektionen vorkommen [17].

E. Otitis media

Bei der Otitis media nimmt die Häufigkeit der Anaerobier, die nachgewiesen werden können, zu mit der Schwere der Erkrankung (chronische Otitis oder Mastoiditis). In einer Studie über akute Otitis [18] wurden z. B. in 15% der Aspirate anaerobe grampositive Kokken nachgewiesen, während in einer anderen Untersuchung über chronische Otitis media [19] in 56% der Aspirate Anaerobier nachweisbar waren. Chronische Infektionen sind normalerweise polymikrobiell; die dominierenden Aerobier sind Enterobacteriaceae und S. aureus, während auf der Seite der Anaerobier Bacteroides sp., anaerobe grampositive Kokken und F. nucleatum dominieren.

In einer Studie mit 22 Kindern, bei denen Mastoidektomien durchgeführt werden mußten [20], wurden in 21 Fällen (95%) Anaerobier allein oder in Kombination mit Aerobiern nachgewiesen. Pro Untersuchungsprobe konnten durchschnittlich 3,5 Erreger isoliert werden (2,2 Anaerobier und 1,3 Aerobier); die vorherrschenden Erreger waren Bacteroides sp. (einschließlich B. fragilis und B. melaninogenicus), S. aureus, Pseudomonas aeruginosa und Escherichia coli.

Antibiotika, die gegenüber polymikrobiellen Infektionen wirksam sind, können die Heilung einer chronisch-rezidivierenden Otitis media bewirken. Weitere Studien sind erforderlich, um die optimale Antibiotikatherapie und/oder das chirurgische Vorgehen zu definieren.

Pleuropulmonale Infektionen

Recht häufig werden Anaerobier als Erreger pleuropulmonaler Infektionen des Erwachsenen identifiziert, wie z. B. bei Aspirationspneumonie, Lungenabszeß, nekrotisierender Pneumonie und Empyem. Die bei diesen pleuropulmonalen Infektionen isolierten Erreger gehören zur normalen Mundflora. Eine Studie bei Kindern hat im wesentlichen die gleichen Ergebnisse wie bei Erwachsenen geliefert [21]. Anaerobe Bakterien wurden bei 92% der 74 stationär behandelten Kinder im Rahmen dieser Studie nachgewiesen (Tabelle 3) [22]. Die vorherrschenden Anaerobier waren anaerobe grampositive Kokken, Bacteroides sp. (einschließlich B. fragilis und B. melaninogenicus), Fusobacterium sp. und Veillonella sp.

Die Therapie der Wahl ist die chirurgische Drainage. Da jedoch bei derartigen Abszessen häufig Betalaktamase-produzierende Stämme von S. aureus und B. fragilis isoliert werden, sollten für die Chemotherapie Substanzen gewählt werden, die gegen diese Enzyme stabil sind.

Dekubitalgeschwüre treten sowohl bei Erwachsenen als auch bei Kindern als Komplikation eines langen Krankenhausaufenthaltes auf. Eine Untersuchung bei 42 Kindern mit Dekubitalgeschwüren [27] gibt bei 50% der Ulcera Anaerobier an, vorwiegend in Mischinfektionen. Die Anaerobier, die am häufigsten gefunden wurden, waren anaerobe grampositive Kokken, B. fragilis und Fusobacterium nucleatum. S. aureus, hämolysierende Streptokokken der Serogruppe A, H. influenzae und Enterobacter sp. waren die häufigsten Aerobier.

Tabelle 3 Keime, die bei 74 stationär aufgenommenen Kindern mit Aspirationspneumonie isoliert wurden

Aerobier	Anzahl der Isolate	Anaerobier	Anzahl der Isolate
Grampositive Kokken		Grampositive Kokken	
hämolysierende Streptokokken der serologischen Gruppe A	30	Peptostreptococcus sp.	25
		Peptococcus sp.	37
		Mikroaerophile Kokken	2
hämolysierende Streptokokken der serologischen Gruppe C	9	Gramnegative Kokken	
		Veillonella sp.	12
Streptokokken	2		
S. pneumoniae	20	Grampositive Stäbchen	
S. aureus	11		
S. epidermidis	13	Lactobacillus sp.	8
		Bifidobacterium sp.	3
Gramnegative Stäbchen		Eubacterium sp.	1
		P. acnes	4
H. influenzae Typ B	3	Actinomyces sp.	2
H. parainfluenzae	4	Clostridium sp.	1
E. corrodens	2		
P. aeruginosa	26	Gramnegative Stäbchen	
E. coli	17		
K. pneumoniae	16	Fusobacterium sp.	1
Enterobacter sp.	4	F. nucleatum	23
Proteus sp.	3	Bacteroides sp.	13
S. marcescens	6	B. fragilis-Gruppe	10
		B. melaninogenicus-Gruppe	39
		B. oralis	9
		B. ruminicola ss. brevis	5
Summe	166	Summe	195

Neonatale Infektionen

In einem kürzlich veröffentlichten Bericht [29] wurde die Häufigkeit von neonatalen anaeroben Bakteriämien mit 1,8 Fällen pro 1000 Lebendgeburten angegeben. Das entspricht einer Häufigkeit von 26% bezogen auf alle neonatalen Bakteriämien während einer 2½jährigen Beobachtungsdauer in einem Krankenhaus. Verlängerte Wehentätigkeit, vorzeitiger Blasensprung, Amnionitis, Frühreife, fetale Notsituationen und respiratorische Schwierigkeiten sind die mütterlichen Risikofaktoren für eine Bakteriämie. Die Autoren weisen darauf hin, daß die Prognose normalerweise sehr günstig ist; die Infektion heilt, unabhängig von der Chemotherapie, von allein aus. Die häufigsten Erreger sind Bacteroides sp., Clostridium sp. und F. nucleatum. Anaerobe Bakterien sind bei anderen neonatalen Infektionen isoliert worden, wie z. B. bei Konjunktivits [29], Omphalitis [30] und Pneumonie [31]. Die vorherrschenden Erreger waren Bacteroides sp., Clostridium sp. und anaerobe grampositive Kokken. Wahrscheinlich wird das Kind mit dem Erreger während der Passage durch den Geburtskanal infiziert, oder die Erreger werden durch invasive Überwachungsmaßnahmen während der Wehentätigkeit übertragen. Seit 1975 ist Botulismus bei mehr als 100 Kindern im Alter unter 6 Monaten festgestellt worden [32]. Es ist vermutet worden, daß die Erkrankung durch Ernährung mit Honig ausgelöst wird, der Botulismussporen enthält [33]. Es ist daher empfohlen worden, daß Kinder unter einem Jahr nicht mit Honig gefüttert werden sollen. Zur Behandlung des Botulismus bei Kindern müssen Atemfunktion und Ernährung mit erheblichem Aufwand überwacht werden.

Antibiotika-assoziierte Kolitis (AAC)

Toxinogene Clostridium-difficile-Stämme sind als Hauptursache der Antibiotika-assoziierten Kolitis identifiziert worden [34]. Antibiotika, die die Darmflora stark beeinflussen, können das Wachstum von C. difficile und die Bildung seines Toxins fördern.

Die Substanzen, die am häufigsten im Zusammenhang mit C. difficile-Kolitis diskutiert worden sind, sind Ampicillin, Clindamycin und die Cephalosporine (einschließlich Cefoxitin und Latamoxef). Andere Substanzen, die in diesem Zusammenhang seltener angeschuldigt werden, sind Penicilline, Erythromycin, Sulfamethoxazol-Trimethoprim, Tetracycline, Sulfonamide, oral gegebene Aminoglykoside, Metronidazol und Rifampicin [35].

C. difficile-Kolitis ist gelegentlich auch beobachtet worden, ohne daß ein Zusammenhang zu Antibiotikagebrauch hergestellt werden konnte [36]. Bei einem vier Monate alten Kind wurde in den Fäzes ein toxinbildender C. difficile-Stamm gefunden; Antibiotika wurden zuvor nicht gegeben [37]. Vermutlich wurde die Kolitis durch Kuhmilchprotein induziert, mit dem das Kind ernährt wurde. In einem anderen Bericht wird eine C. difficile-Kolitis bei einem 12 Wochen alten Kind beschrieben, das ebenfalls zuvor keine Antibiotikatherapie erhielt [38]; das Kind erhielt jedoch Dicyclomin-Hydrochlorid, eine anticholinerge Substanz, die den Darm lähmt. C. difficile und sein Toxin wurden auch in diesem Fall in den Fäzes nachgewiesen.

C. difficile-Kolitis ist auch als Komplikation der zytostatischen Chemotherapie beobachtet worden [39, 40]. Die Unterdrückung der normalen Darmflora und das Überwuchern von C. difficile mit einer daraus resultierenden Kolitis ist vermutlich auch bei Krebspatienten der zugrunde liegende Mechanismus.

Antibiotika-assoziierte Kolitis kommt praktisch bei allen Altersgruppen vor; bei Kindern scheint jedoch die Inzidenz niedriger zu sein als bei Erwachsenen [41]. Das häufige Auftreten von Antibiotika-assoziierter Kolitis kann möglicherweise durch Kreuzinfektionen erklärt werden, wobei C. difficile-Sporen im Krankenhausmilieu übertragen werden

[42, 43]. Aus diesem Grund sollten die bei Darmpathogenen üblichen Isolierungsmaßnahmen durchgeführt werden, um das Risiko für andere Patienten zu verringern.

Durch orale Vancomycingabe können die Symptome der Antibiotika-assoziierten Kolitis wirkungsvoll beseitigt werden. Es gibt keine Richtlinien für die optimale Dosierung und die Länge der Therapiedauer; Dosierungen von 500 mg bis 2000 mg pro Tag für den Zeitraum von 5 bis 10 Tagen sind jedoch erfolgreich eingesetzt worden [34, 35]. Rezidive sind beobachtet worden, die sich vermutlich auf verbleibende C. difficile-Sporen nach der Initialtherapie zurückführen lassen. Diese Patienten sprechen jedoch auf eine erneute Vancomycintherapie an. Die Antibiotika-assoziierte Kolitis sollte jedoch keinen Einfluß auf die Auswahl der Antibiotika haben, denn dieses Krankheitsbild kann in Verbindung mit jeder Substanz auftreten; im Falle seines Vorkommens kann es darüber hinaus effektiv behandelt werden.

Therapie der Anaerobier-Infektionen

Eine optimale Antibiotikatherapie mit Wirksamkeit gegenüber Anaerobiern ist erforderlich, um derartige Infektionen zu beherrschen und schwerwiegende Komplikationen zu verhindern. Die Auswahl der Substanzen sollte auf der klinischen Erfahrung beruhen und sich an den vermutlichen Erregern orientieren, bis Kulturergebnisse und Resistenzbestimmungen vorliegen. Wenn sich ein Abszeß entwickelt, ist die wichtigste Maßnahme, sofern möglich, die chirurgische Drainage.

A. Behandlung der intra-abdominalen Infektionen

Die polymikrobielle Natur derartiger Infektionen erfordert, daß eine optimale Chemotherapie sowohl gegen die anaeroben Erreger als auch die aeroben Komponenten der Infektion gerichtet ist. Weinstein et al. [44] und Onderdonk et al. [45] haben in einem Tiermodell mit intra-abdominalen Infektionen gezeigt, daß die aeroben gramnegativen Erreger (vorwiegend E. coli) für die Peritonitis und die Letalität verantwortlich sind, während die Anaerobier (vorwiegend B. fragilis) die Abszeßbildung bewirken. Bei dem Einsatz eines Antibiotikums (Gentamicin), das gegenüber den gramnegative Aerobiern wirksam ist, wird die Peritonitis und die Letalität, nicht aber die Abszeßbildung verhindert. Eine anaerobierwirksame Substanz (Clindamycin) hatte keinen Effekt auf die Peritonitis, aber verhinderte die Abszeßbildung. Durch die Kombination dieser beiden Antibiotika kam ihr jeweiliger Nutzen zum Tragen, d. h. sowohl Verhinderung der Peritonitis als auch der Abszeßbildung.

Eine Studie bei Patienten mit intra-abdominalem Trauma [46] hat gezeigt, daß es wichtig ist, sowohl die aeroben als auch die anaeroben Erreger der intra-abdominalen Infektion zu therapieren. Patienten, die sowohl mit einer Anaerobier- als auch Aerobier-wirksamen Substanz behandelt wurden (Clindamycin plus Kanamycin), hatten signifikant weniger Abszesse und andere infektiöse Komplikationen als die Gruppe, die nur mit Aerobier-wirksamen Komponenten therapiert wurde (Cephalothin plus Kanamycin).

Das Zusammenwirken zwischen Anaerobiern und Aerobiern in Mischinfektionen ist kürzlich einer kritischen Durchsicht unterzogen worden [47]. Ingham et al. [48] konnten zeigen, daß B. fragilis oder B. melaninogenicus in der Keimdichte von 10^7 pro ml die Phagozytose der aeroben Keime unterbanden. Tofte et al. [49] wiesen nach, daß die Verhinderung der Phagozytose von E. coli auf den Verbrauch des Opsonins durch Bacteroides zurückzuführen ist: d. h. Bacteroides wird in größerem Ausmaß opsonisiert, so daß weniger Opsonin für die Phagozytose anderer Erreger übrig bleibt. Diese Befunde unterstützen die Bedeutung einer möglichst frühzeitigen Therapie mit Antibiotika, die gegen Anaerobier und Aerobier gerichtet sind.

Die ausgedehntesten klinischen Erfahrungen bei der Behandlung von intra-abdominalen Anaerobier-Infektionen liegen mit Clindamycin und Chloramphenicol vor; andere Antibiotika sind ebenfalls erfolgreich eingesetzt worden, dazu gehören Metronidazol, Cefoxitin, Carbenicillin und Ticarcillin. Weitere klinische Erfahrung ist erforderlich, bevor Empfehlungen hinsichtlich der Cephalosporine der dritten Generation wie z . B. Latamoxef und Cefotaxim gegeben werden können.

B. Behandlung pleuropulmonaler Infektionen

Penicillin G ist lange als Mittel der Wahl für die Behandlung von anaeroben pleuropulmonalen Infektionen betrachtet worden. In einer retrospektiven Studie [59] mit verschiedenen Antibiotika (Clindamycin, Penicillin, Carbenicillin) konnte bei pleuropulmonalen Infektionen von Kindern kein Unterschied in der klinischen Wirksamkeit festgestellt werden. Neuere Beobachtungen könnten jedoch die Therapiewahl in Zukunft beeinflussen. Wie zuvor ausführlich diskutiert, muß die zunehmende Häufigkeit von Penicillinresistenten B. melaninogenicus- und B. fragilis-Stämmen berücksichtigt werden.

C. Behandlung chronisch-rezidivierender Infektionen der Tonsillen

Bei dieser Patientengruppe könnte die Tatsache, daß Penicillin nicht in der Lage ist, die Tonsilleninfektionen zu beseitigen, darauf zurückzuführen sein, daß eine gemeinsame Besiedlung der Tonsillen mit aeroben und anaeroben Bakterien vorliegt. Bei 74% der Kinder mit rezidivierender Tonsillitis wurden Betalaktamase-produzierende Erreger isoliert [7]. Dazu gehörten alle Isolate von S. aureus und B. fragilis und 32% der Stämme aus der B. melaninogenicus-Gruppe. Die hämolysierenden Streptokokken der Serogruppe A können vor der Penicillinwirkung durch die Betalaktamase geschützt werden. Eine adäquate Therapie der rezidivierenden Tonsillitis sollte sowohl die „schützenden“ Bakterien als auch die eigentlichen Erreger berücksichtigen. In der Literatur gibt es Hinweise darauf, daß mit Clindamycin der Keimträgerstatus von hämolysierenden Streptokokken der Serogruppe A effektiver beseitigt werden kann als mit Penicillin. Diese Untersuchungen wurden bereits vor 10–15 Jahren mit kleinen Kindern durchgeführt. Es wurde in dieser Studie jedoch nicht versucht, die Erfolgsrate mit der Gegenwart von Betalaktamase-produzierenden Bakterien zu korrelieren. Wir haben 22 Kinder mit rezidivierender Tonsillitis, die chronische Keimträger von hämolysierenden Streptokokken der Serogruppe A waren, oral mit Clindamycin über den Zeitraum von 7 Tagen behandelt [5]. Alle

Patienten sprachen gut auf die Therapie an. Während einer zweijährigen nachfolgenden Beobachtung traten die hämolysierenden Streptokokken der Serogruppe A nicht wieder auf. Wenngleich vermehrte Untersuchungen notwendig sind, legen die Ergebnisse doch den Schluß nahe, daß bei diesem Krankheitsbild eine Therapie mit Clindamycin angezeigt ist.

Zusammenfassung

Das Wissen über die Rolle der Anaerobier bei Infektionen hat parallel mit der Verbesserung der anaeroben Kulturtechniken zugenommen. Das gilt sowohl für Infektionen bei Erwachsenen als auch bei Kindern. Bei Anaerobier-Infektionen zeigt sich häufig ein Zusammenhang mit den Schleimhäuten, die diese Keime als normale Flora beherbergen.

Anaerobier-Infektionen bei Kindern betreffen das Zentralnervensystem, die Mundhöhle, Kopf und Hals, die Brust, das Abdomen, die Haut und Wunden. Die Tendenz zur Abszeßbildung ist charakteristisch für Anaerobier-Infektionen, wie sich sehr deutlich bei Infektionen z. B. des Gehirns, der Tonsillen, der Lunge sowie bei intra-abdominaler und kutaner Lokalisation zeigt. Anaerobier werden bei Infektionen selten als Reinkultur nachgewiesen. In Abhängigkeit von der Lokalisation der Infektion werden normalerweise auch aerobe Bakterien (grampositive und gramnegative) gefunden. Die polymikrobielle Natur dieser Infektionen ist ferner gekennzeichnet durch die Isolierung mehrerer aerober und anaerober Erreger aus dem Infektionsherd. Die Behandlung von anaeroben Infektionen besteht aus der chirurgischen Drainage, wo sie notwendig ist, und der antimikrobiellen Chemotherapie, die gegenüber den wichtigsten anaeroben und aeroben Erregern wirksam sein muß. Die Antibiotikatherapie sollte sich an den erwarteten Erregern und der klinischen Erfahrung ausrichten, bis das Ergebnis des kulturellen Erregernachweises und der Empfindlichkeitsprüfung vorliegt.

Literatur

[1] Brewer, N. S. et al.: Brain abscess: A review of recent experience. Ann. Intern. Med., *82* (1975), 571.

[2] Brook, I.: Bacteriology and therapy of intracranial abscess in children. (Im Druck).

[3] Brook, I. et al.: Mixed bacterial meningitis: A complication of ventriculo and lumboperitoneal shunts. Report of two cases. J. Neurosurg., *47,* (1977), 961.

[4] Ballantyne-Groves: Scott Brown's Diseases of the Ear, Nose and Throat. London, Butterworth, 1971.

[5] Hallander, H. O., A. Flodstrom, K. Holmberg: Influence of the collection and transport of specimens on the recovery of bacteria from peritonsillar abscesses. J. Clin. Microbiol., *2* (1975), 504.

[6] Hansen, A.: Nogle Undersogelsen over Gramnegative Anaerobe Ikke Spore Dannende Bacterier Isolerede fra Peritonsilloere Abscesser bos Mennesker. Copenhagen, Munksgaard, 1950.

[7] Brook, I. et al.: Aerobic and anaerobic bacteria in tonsils of children with recurrent tonsillitis. Ann. Otol. Rhinol. Laryngol., *90* (1981), 261–263.

[8] Brook, I., R. I. Walker: Possible role of anaerobic bacteria in the persistance of streptococcal tonsillar infection. US Navy Med., *72* (1981), 26–29.
[9] Heck, W. E., R. C. McNaught: Periauricular bacteroides infection, probably arising in the parotid. JAMA, *149* (1952), 662.
[10] Sazana, L.: Actinomycosis of the parotid gland: Report of five cases. Oral Surg., *19* (1965), 197.
[11] Brook, I., S. M. Finegold: Acute suppurative parotitis caused by anaerobic bacteria; report of two cases. Pediatrics, *62* (1978), 1019.
[12] Catlin, F. I., L. E. Cluff, R. C. Reynolds: The bacteriology of acute and chronic sinusitis. South. Med. J., *58* (1965), 149.
[13] Palva, T., J. A. Gronroos, A. Palva: Bacteriology and pathology of chronic maxillary sinusitis. Acta Otolaryngol., *54* (1962), 159.
[14] Fredette, V., A. Auger, A. Forget: Anaerobic flora of chronic nasal sinusitis in adults. Can. Med. Assoc. J., *84* (1961), 164.
[15] Brook, I., G. Controni, J. W. Rodriguez: Aerobic and anaerobic bacteriology of sinusitis in children. JAMA, *246* (1982), 967.
[16] Sutter, V. L., S. M. Finegold: Susceptibility of anaerobic bacteria to 23 antimicrobial agents. Antimicrob. Agents Chemother., *10* (1976), 736.
[17] Brook, I., Grimms, R. Kielich: Bacteriology of acute periapical abscess in children. J. Endodontics, *7* (1981), 379.
[18] Brook, I., B. F. Anthony, S. M. Finegold: Aerobic and anaerobic bacteriology of acute otitis media in children. J. Pediatr., *92* (1978), 13.
[19] Brook, I., S. M. Finegold: Bacteriology of chronic otitis media. JAMA, *241* (1979), 487.
[20] Brook, I.: Aerobic and anaerobic bacteriology of chronic mastoiditis in children. (Im Druck)
[21] Brook, I., S. M. Finegold: Bacteriology of aspiration pneumonia in children. Pediatrics, *65* (1980), 1115.
[22] Pecora, D. V.: A method of securing uncontaminated tracheal secretions for bacterial examination. J. Thorac. Surg., *37* (1959), 653.
[23] . . .: Lung Abscess, Clinical Conferences at The Johns Hopkins Hospital. Johns Hopkins Med. J., *150* (1982), 141–147.
[24] Storer, E. H.: Appendicitis. In: Simmons, R. L. et al. (eds.): Surgical Infectious Diseases, pp. 975–986. New York, Appleton-Century-Crofts, 1982.
[25] Brook, I.: Bacterial studies of peritoneal cavity and postoperative wound infection following perforated appendix in children. Ann. Surg., *192* (1980), 208.
[26] Brook, I., S. M. Finegold: Aerobic and anaerobic bacteriology of cutaneous abscesses in children. Pediatrics, *67* (1981), 891.
[27] Brook, I.: Anaerobic and aerobic bacteriology of decubitis ulcers in children. Am. Surgeon, *46* (1980), 625.
[28] Chow. A. W., R. D. Leake, T. Yamauchi et al.: The significance of anaerobes in neonatal bacteremia: Analysis of 23 cases and review of the literature. Pediatrics, *54* (1974), 736.
[29] Brook, I., W. J. Martin, S. M. Finegold: Effect of silver nitrate application on the conjunctival flora of the newborn and the occurrence of clostridial conjunctivitis. A prospective study. J. Pediatr. Ophth. Strabis., *15* (1978), 179.
[30] Brook, I.: Bacteriology of neonatal omphalitis. J. Infection (im Druck).
[31] Brook, I., W. J. Martin, S. M. Finegold: Bacteriology of tracheal aspiration of newborns with perinatal pneumonia, meconium aspiration and respiratory distress syndrome. Clin. Research, *25* (1977), 121 A.
[32] Pickett, J., B. Berg, E. Chaplin et al.: Syndrome of botulism in infancy: Clinical and electrophysiological study. N. Engl. J. Med., *295* (1976), 770.
[33] Arnon, S. S., T. F. Midura, K. Damus et al.: Honey and other environmental risk factors for infant botulism. J. Pediatr., 94 (1979), 331.
[34] Silva, J. et al.: Treatment of Clostridium difficile colitis and diarrhea with vancomycin. Am. J. Med., *71* (1981), 815–822.
[35] . . .: Antibiotic-associated colitis, editorial. Brit. Med. J., *282* (1981), 1913–1914.
[36] Wald, A., J. G. Bartlett: Non-antibiotic-associated pseudomembranous colitis due to toxin-producing clostridia. Ann. Int. Med., *92* (180), 798–799.

[37] Hyams, J. S. et al.: Non-antibiotic-associated enterocolitis caused by Clostridium difficile in an infant. J. Pediatr., *99* (1981), 750–752.

[38] Adler, S. P. et al.: Clostridium difficile associated with pseudomembranous colitis. Am. J. Dis. Child., *135* (1981), 800–822.

[39] Cudmove, M. A. et al.: Clostridium difficile colitis associated with cancer chemotherapy. Arch. Intern. Med., *142* (1982), 330–335.

[40] Fainstern, V. et al.: Relapsing pseudomembranous colitis associated with cancer chemotherapy. J. Infect. Dis. *143* (1981), 865.

[41] Keefe, E. B., R. M. Katon, T. C. Tsoi et al.: Pseudomembranous enterocolitis. Resurgence related to newer antibotic therapy. West. J. Med., *121* (1974), 462.

[42] Mulligan, M. E. et al.: Contamination of a hospital environment by Clostridium difficile. Curr. Microbiol., *3* (1979), 173–175.

[43] Fekety, R. et al.: Epidemiology of antibiotic-associated colitis. Am. J. Med., *70* (1981), 906–908.

[44] Weinstein, W. M., A. B. Onderdonk, J. G. Bartlett et al.: Experimental intra-abdominal abscesses in rats: I. Development of an experimental model. Infect. Immun., *10* (1974), 1250.

[45] Onderdonk, A. B., W. M. Weinstein, N. M. Sullivan et al.: Experimental intra-abdominal abscesses in rats: II. Quantitative bacteriology of infected animals. Infect. Immun., *10* (1974), 1256–1259.

[46] Thadepalli, H., S. L. Gorbach, P. W. Broido et al.: Abdominal trauma, anaerobes, and antibiotics. Surg. Gynecol. Obstet., *37* (1973), 270.

[47] McGowan, K., S. L. Gorbach: Anaerobes in mixed infections. J. Infect. Dis., *144* (1981), 181–186.

[48] Ingham, H. R., P. R. Sisson, D. Tharagonnet et al.: Inhibition of phagocytosis in vitro by obligate anaerobes. Lancet, *2* (1977), 1252–1254.

[49] Tofte, R. W., P. K. Peterson, D. Schmeling et al.: Opsonization of four Bacteroides species: Role of the classical complement pathway and immunoglobin. Infect. Immun., *27* (1980), 784–792.

[50] Brook, I., S. M. Finegold: Bacteriology of aspiration pneumonia in children. Pediatrics, *65* (1980), 1115.

[51] Brook, I., F. Leyva: The treatment of the carrier state of group A beta-hemolytic streptococci with clindamycin. Chemotherapy, *27* (1981), 360–367.

Anaerobier-Infektionen durch Clostridien in der Chirurgie

A. K. Schmauss

Der Leitsatz unseres Kolloquiums: „Anaerobier-Infektionen – und es gibt sie doch" könnte für die von mir zu besprechenden chirurgischen Infektionen durch Clostridien zumindest für die Gruppe der „Gasödeme", der Enteritis necroticans und der pseudomembranösen Kolitis ergänzt werden durch: „aber sie werden oft nicht erkannt – oder auch verdrängt". Nur so ist es zu erklären, wenn in einem europäischen Land 1977 aus einem Pathologischen Institut über 22 Gasbranderkrankungen in 3 Jahren berichtet wird, von denen 11 erst bei der Sektion erkannt wurden [18], und 1979 eine Arbeit aus einer großen chirurgischen Klinik erscheint, in der die Gasbranderkrankungen für das ganze Land pro Jahr mit ca. 9 angegeben werden [17].

In der DDR sind alle Clostridieninfektionen meldepflichtig.

Infektionen mit Cl. tetani

1961 wurde die aktive Schutzimpfung gegen Wundstarrkrampf eingeführt und gleichzeitig die Simultanimpfung bei Verletzten ohne Nachweis der aktiven Immunisierung vorgeschrieben. Seit 1963 können wir (Abb. 1) einen kontinuierlichen Rückgang der Erkrankungen an Tetanus von über 70 auf etwa 6–8 in den letzten Jahren feststellen. Die 1980 und 1982 erfaßten Erkrankungen an Wundstarrkrampf betrafen ausschließlich über 60jährige mit „Bagatellverletzungen", die nach dem Unfall keinen Arzt aufgesucht hatten.

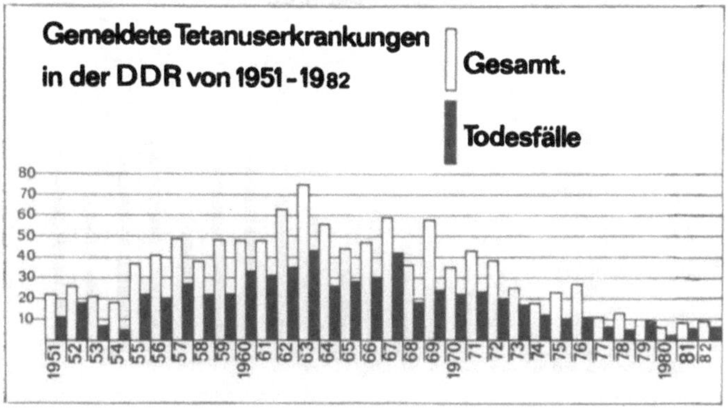

Abb. 1

Aber 1980 war ich kurz in Kampuchea eingesetzt – dort kamen jede Woche 1–2 schwere Tetanusfälle nach chirurgisch nicht versorgten Verletzungen in dem von uns betreuten Krankenhaus zur Aufnahme. Der Tetanus ist in den Entwicklungsländern, insbesondere in den tropischen, weiterhin eine der wichtigsten, mit einer hohen Letalität belasteten Infektionskrankheiten [5]. Unsere Erfahrungen zeigen, daß durch die aktive Immunisierung der Bevölkerung bzw. durch exakte chirurgische Versorgung von Wunden zusammen mit der Simultanimpfung Tetanuserkrankungen weitgehend verhütet werden können.

Infektionen mit zum Gasbrand führenden Clostridien

Im Gegensatz zum Tetanus beobachten wir [13, 14] seit 1963 einen Anstieg der Erkrankungen an Gasbrand (Abb. 2) von 2–3 pro Jahr auf jetzt 60–70. Für den Zeitraum von 1979–1982 stehen unter den erfaßten 232 Fällen die Infektionen der Bauchwand mit 84 Erkrankungen nach allgemeinchirurgischen, gynäkologischen und urologischen Eingriffen – und unter diesen der Gasbrand nach Cholezystektomien – an erster Stelle. Es folgen die Infektionen nach Unfällen – meist offenen Frakturen – mit 59 Fällen, nach Amputationen und gefäßchirurgischen Eingriffen bei Angiopathien mit 53. Ein trübes Kapitel sind die Infektionen nach i.m. Injektionen mit 17. Auf sonstige Eingriffe – darunter leider auch aseptische Operationen (überwiegend im Hüftbereich), zwei nach Nierentransplantationen – entfallen 19 weitere Erkrankungen, in zwei davon lag eine Cholecystitis gangraenosa emphysematosa vor. Die Gesamtletalität ist mit 75% sehr hoch, für die Erkrankungen nach Unfällen mit 40% hoch.

Nach unseren Erfahrungen werden die Gasbranderkrankungen fast ausschließlich durch Cl. perfringens Typ A hervorgerufen. Sehr selten konnte – meist neben Cl. perfringens – Cl. oedematicus, septicum und histolyticum bzw. andere Clostridien nachgewiesen wer-

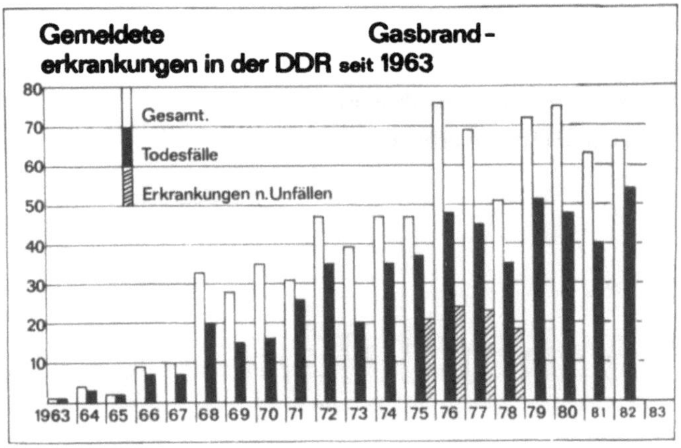

Abb. 2

den. Diese Keime kommen in der unbelebten Natur, im Darm und auf der Haut des Menschen vor. Wir [14, 15] haben sie 1975 bei 17% der stationären Patienten, vorwiegend in der Analregion, Innenseite und Außenseite der Oberschenkel nachgewiesen.

Bei operativen Eingriffen im Bauchraum mit Eröffnung des Darmtrakts und nach Verletzungen ist daher eine Kontamination der Wunden mit Clostridien möglich. Nach unseren Untersuchungen mit Bahrmann gelangen bei Patienten mit arteriosklerotischen Ulzera, feuchter Gangrän, Fistelkarzinomen Clostridien in die abführenden Lymphwege und können dann bei der Operation auf die Wundflächen verschleppt werden.

Zur manifesten Infektion kommt es aber nur dann, wenn im Bereich der kontaminierten Wunde ein niedriges Oxydations-Reduktionspotential [11] vorliegt. Dies kann bei länger bestehenden Schockzuständen [1], schwerer Gewebszertrümmerung, Gefäßverletzungen, länger liegender Blutsperre, dem Zurücklassen von Fremdkörpern und der engen schichtweisen Naht von Wunden entstehen, ferner kann bei Mischinfektionen durch die aeroben Keime der Sauerstoff verbraucht werden.

Die Inkubationszeit schwankt von wenigen Stunden bei Infektionen mit vegetativen Keimen bis zu 2–3 Tagen. Die von den Clostridien gebildeten Ektotoxine, vor allem das Alpha- und das Thetatoxin, die zur Gewebsnekrose und zur Hämolyse führen, zerstören das benachbarte Gewebe und rufen ein hochgradiges Ödem hervor, durch das die Mikrozirkulation behindert wird und es zur Ischämie kommt [7]. In dieses hypoxische Gewebe dringen die Clostridien rasch vor. Ferner kommt es fast immer zu einer Bakteriämie. Wir fanden bei sehr früh Verstorbenen in den parenchymatösen Organen Lunge, Leber, Niere, in den Koronargefäßen und in Thromben Clostridien.

Die klinischen Symptome sind ein plötzlich auftretender, sehr heftiger Schmerz in der Wunde, ein Anstieg der Pulsfrequenz bei normaler Temperatur, eine rapide zunehmende Schwellung im Wundbereich, das Auftreten eines schweren toxischen Krankheitsbildes. Die Veränderungen der Haut sind abhängig von der Lokalisation des Infektionsherdes; sie wird zuerst blaß, marmoriert, dann braunrot bis bronzefarben, in späteren Stadien blauschwarz. Das Wundsekret ist bräunlich, oft mit Gasblasen durchsetzt; es hat einen charakteristischen Geruch. Bei der Betastung kann – bei den Infektionen mit Cl. perfringens – eine Krepitation nachweisbar sein und die Röntgenaufnahme eine charakteristische Fiederung der Muskulatur zeigen. Sehr früh kommt es durch die Hämolyse zum Ikterus und zum Nierenversagen. Wenn keine rechtzeitige Therapie erfolgt, können die Patienten innerhalb weniger Stunden an einem multiplen Organversagen versterben.

Ganz ähnliche lokale Symptome können aber auch bei nicht durch Clostridien hervorgerufenen putriden Infektionen auftreten. Gas im Gewebe kann durch bei der Verletzung mitgerissene Luft, durch Benzin, H_2O, Leichtmetallstaub usw. bedingt sein.

Die Diagnose „Clostridieninfektion“ muß daher rasch gesichert werden, da bei ihr die Prognose vom Zeitpunkt der sachgemäßen Therapie abhängig ist. Dazu hat sich uns die insbesondere von Bahrmann empfohlene Bakterioskopie [15] sehr bewährt. Bei jedem Verdacht auf eine Clostridieninfektion legen wir nach Einleitung einer Intensivtherapie und einer hochdosierten Behandlung mit Penicillin den Infektionsherd breit frei, entnehmen herzwärts der primären Wunde Gewebe, fertigen Ausstrichpräparate an, färben nach Gram oder nur mit Methylenblau. Bei den Clostridieninfektionen finden sich ganz charakteristische Bilder: massenhaft große plumpe Stäbchen, Gewebstrümmer – bei der

Myonekrose Muskeltrümmer – (Abb. 3–5), Gasblasen. Finden wir nur Gasblasen und evtl. Gewebstrümmer, muß Material näher der primären Wunde entnommen werden. Gleichzeitig wird Material zur bakteriologischen Untersuchung entnommen.

Dieses Vorgehen ermöglicht neben der Sicherung der Diagnose auch die Klassifizierung [2, 14] der Clostridieninfektion, die für die Prognose und das weitere therapeutische Vorgehen von großer Bedeutung sind.

a) Finden sich nur im primären Wundbereich Clostridien, fehlen die toxischen Veränderungen im benachbarten Gewebe (und schwere Allgemeinerscheinungen), so liegt nur eine *Clostridienkontamination* vor.

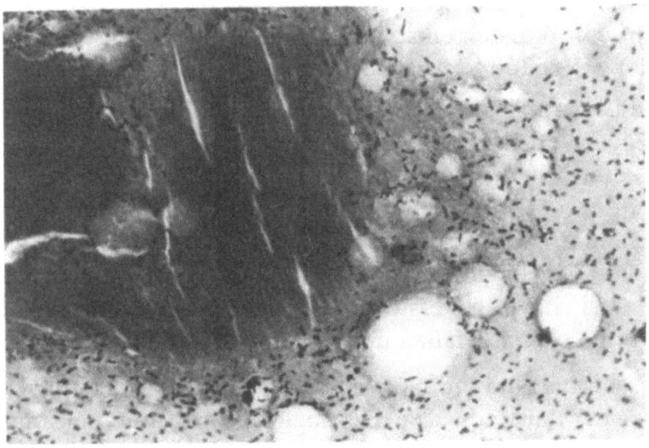

Abb. 3 Früher Gasbrand. Von re. nach li. Nekroseherd, Leukozytenwall, durch hochgradiges Ödem auseinandergedrängte Muskelfasern mit weitgehendem Zerfall, zwischen den Muskelfasern massenhaft große plumpe Stäbchen (Cl. perfringens).
Ganz rechts zellfreies Ödem.

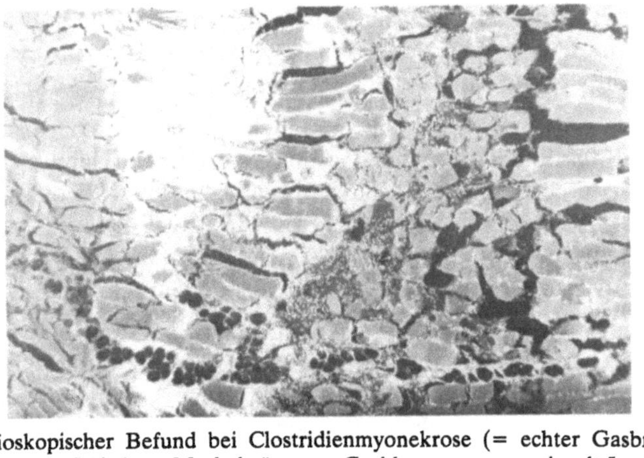

Abb. 4 Bakterioskopischer Befund bei Clostridienmyonekrose (= echter Gasbrand). Massenhaft große plumpe Stäbchen, Muskeltrümmer, Gasblasen, ganz vereinzelt Leukozyten.

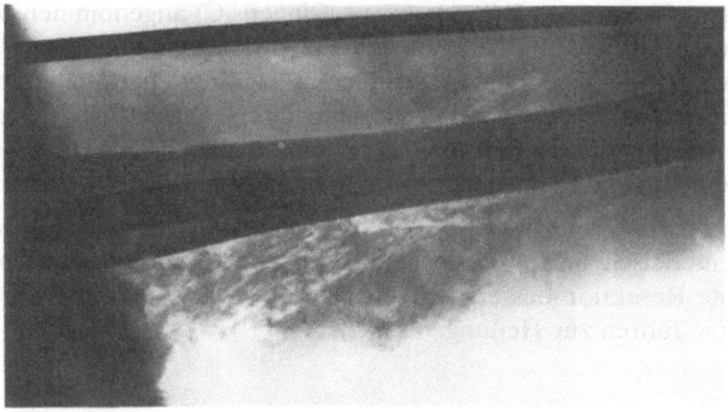

Abb. 5 „Fiederung" der Muskulatur bei Gasbrand nach offener Fraktur, Marknagelung. Infektion mit Cl. perfringens Typ A.

b) Ist der Entzündungsprozeß auf das präfasziale Bindegewebe beschränkt, die Muskulatur frei von pathologischen Veränderungen, dann handelt es sich um eine *Clostridienzellulitis,* die prognostisch viel günstiger ist und bei der, ebenso wie bei der Kontamination, die breite Freilegung mit Weiterführen der Antibiotikatherapie ausreicht.

c) Ist die Muskulatur befallen, sie erscheint uns dann blaß, zundrig, wie gekocht, in späteren Stadien zu einem Brei zerfallen, dann liegt eine *Clostridienmyonekrose,* ein echter Gasbrand vor.

Hier muß die gesamte erkrankte Muskulatur radikal exzidiert – bei Gasbrand der Extremitäten auch heute noch oft amputiert – oder exartikuliert werden. „Tiefe Inzisionen" oder gar multiple kleine Inzisionen und die Einlage von Drains sind nutzlos, da sie die toxinproduzierenden Clostridien im erkrankten Gewebe zurücklassen, durch die Einschnitte die Durchblutung noch weiter gestört wird und der Prozeß sogar beschleunigt werden kann [15, 16].

Die Resistenzbestimmungen für Cl. perfringens im Referenzlabor von Herrn Dr. Schau [13] in Erfurt ergaben eine unverändert hohe Empfindlichkeit für Penicillin, eine hohe Resistenz gegen Aminoglykoside und Oxytetracyclin, einige gegen Clindamycin, Lincomycin und Chloramphenicol resistente Stämme.

Bei den durch Gasbrand gefährdeten Patienten, insbesondere bei Eingriffen wegen Angiopathien, halten wir daher zumindest eine perioperative Antibiotikaprophylaxe mit Penicillin für angezeigt, ebenso ist sie bei den destruktiven Entzündungen der Gallenblase und den Eingriffen an den tiefen Gallenwegen zu diskutieren [3, 15].

Enteritis necroticans

In den Nachkriegsjahren trat eine nekrotisierende Enteritis gehäuft auf, die als „Lübekker Darmbrand" [8] in die Literatur einging. Zeissler [21] hat damals als erster eine

Infektion mit dem Clostridium F (heute Cl. perfringens C) angenommen. Diese Erkrankung ist nicht ausgestorben. Wir haben in den letzten Jahren 3 Patienten mit klassischem Darmbrand operiert, bei einem die Clostridien im histologischen Präparat in der Darmwand nachgewiesen [20], bei zwei weiteren gelang der Nachweis des Cl. perfringens C im Referenzlabor in Erfurt. Das enterotoxische Betatoxin dieser Clostridien führt über eine ödematöse Wandverdickung im Bereich der Submukosa zur Nekrose des Darms.

Die Erkrankung tritt gehäuft bei Eingeborenen in Papua-Neuguinea [10] nach dem Genuß von Schweinefleisch auf (pig belly) und ist dort die Haupttodesursache der Kinder. Die ausgedehnte Resektion des erkrankten Darms, Intensivtherapie und hochdosierte Penicillintherapie führen zur Heilung.

Pseudomembranöse Kolitis

Die Aetiologie dieser schweren, gelegentlich p. op. auftretenden Kolitis ist in den letzten Jahren geklärt worden, sie wird durch das Cyto- und Enterotoxin des Clostridium difficile hervorgerufen [4, 7]. Wir haben in den letzten Jahren an unserer Klinik keinen Fall gesehen.

Noch ein Wort zur Stellung der hyperbaren Oxygenation im Rahmen der Therapie der chirurgischen Clostridieninfektionen. Sie ist weiterhin umstritten, in den befürwortenden Publikationen sind die Erkrankungsfälle nie exakt klassifiziert [12, 6], bei einer erheblichen Anzahl der Kranken wurden keine Clostridien gefunden [6]. Im Experiment wurde nur nachgewiesen, daß durch den hyperbaren Sauerstoff das Wachstum der Clostridien und die Toxinbildung temporär gehemmt werden [9, 19].

Betrachtet man die pathophysiologischen und morphologischen Veränderungen der chirurgischen Clostridieninfektionen, so muß die radikale Entfernung des Infektionsherdes zur Eliminierung der toxinbildenden Clostridien gemeinsam mit der Antibiotikatherapie an erster Stelle stehen [15, 16]; als adjuvante Therapie kann die hyperbare Oxygenation nach Durchführung dieser Maßnahmen eingeleitet werden. Sie ist aber nicht ganz ungefährlich.

Literatur

[1] Allgöwer, M., J. R. R. Border: Management of open fractures in the multiple trauma patient. World J. Surg., *7* (1983), 88–95.

[2] Altemeier, W. A.: Diagnosis, classification, and general management of gas-producing infections, particularly those produced by Clostridium perfringens. 3rd Int. Conf. Hyperbaric Med., 1966.

[3] Altemeier, W. A., W. D. Fullen: Prevention and treatment of gasgangrene. JAMA, *217* (1971), 806–813.

[4] Burdon, D. W. et al.: Enterotoxin(s) of Clostridium difficile. Lancet, *II* (1981), 258–259.

[5] Collee, J. G.: Pathogene Clostridien – neue Konzepte für ein erweitertes Verständnis. In: Krasemann, C.: Neues von „alten“ Erregern und neue Erreger. Infektiologisches Kolloquium 1. de Gruyter, Berlin, 1983.

[6] Frey, R.: Sauerstoffüberdruckbehandlung bei Gasbrandinfektion. Dtsch. Ärztebl., (1977), 723–728.
[7] Gorbach, S. L. et al.: Biology of anaerobes. The Upjohn Comp., Kalamazoo, USA/Mich., 1981.
[8] Hansen, K. et al.: Darmbrand, Enteritis necroticans. VEB Georg Thieme, Leipzig, 1949.
[9] Hill, G. B., S. Osterhout: Experimental effects of hyperbaric oxygen on selected clostridial species. I. In vitro studies. J. Infect. Dis., *125* (1972), 17–25. II. In vivo studies in mice. J. Infect. Dis., *125* (1972), 26–35.
[10] Lawrence, J. W., P. D. Walker: Pathogenesis of enterocolitis necroticans in Papua-New-Guinea. Lancet, *1* (1970), 125–126.
[11] McLennan, J. D.: The histotoxic clostridial infections in man. Bact. Rev., *26* (1962), 177–274.
[12] Roding, R. et al.: Ten years of experience in the treatment of gasgangrene with hyperbaric oxygen. Surg. Gyn. Obst., *134* (1972), 579–583.
[13] Schau, H. P.: Zum gegenwärtigen Stand der Empfindlichkeit klinisch bedeutsamer Clostridien gegenüber Chemotherapeutica. Dt. Gesundh.-Wesen, *34* (1979), 2258–2264.
[14] Schmauss, A. K., E. Bahrmann: Klassifikation, Diagnose und Therapie des Gasbrands. Bruns Beitr., *220* (1973), 134–140.
[15] Schmauss, A. K., E. Bahrmann, W. Fabian: – Gas- und ödembildende Infektionen – auch heute noch ein Problem. Zbl. Chir., *99* (1974), 1441–1449. – Gasbrandbehandlung und hyperbare Oxygenation. Zbl. Chir., *98* (1973), 912–925.
[16] Schott, H.: Gasödem. Diagnose und Differentialdiagnose. Chir. Praxis, *17* (1973), 195–202.
[17] Schuppisser, J.-P.: Gasbrand. Langenbecks Arch. Chir., *348* (1979), 1–5.
[18] Sonnabend, O. et al.: Clostridieninfektionen mit und ohne Gasgangrän. Bericht über 77 Infekte bei 76 Patienten. Schweiz. Med. Wschr., *107* (1977), 1209–1224.
[19] Unnik, van A. J.: Inhibition of toxin production in Clostridium perfringens in vitro by hyperbaric oxygen. Antoni Leuwenhoek, *31* (1965), 181–186.
[20] Weckner, W. et al.: Die Enteritis necroticans. Zbl. Chir., *107* (1982), 369–377.
[21] Zeissler, J., C. Krauspe. L. Rassfeld-Sternberg: Die Gasödeme des Menschen. Steinkopff, Darmstadt, 1960.

Chirurgische Infektionen durch sporenlose Anaerobier

G. Görtz, B.-M. Harnoss, L. C. Tung, A. Rodloff

Seit Beginn der siebziger Jahre haben besonders die sporenlosen Anaerobier das zunehmende klinische Interesse gefunden. Dabei werden sowohl die Häufigkeit anaerober sporenloser Bakterien als Ursache chirurgischer Infektionen als auch deren klinische Relevanz bis heute unterschiedlich beurteilt. Man könnte die Frage formulieren, ob der häufigere Nachweis obligat anaerober Erreger aus infektiösem Material chirurgischer Kliniken Anzeichen für eine neue Variante des Hospitalismus oder Folge verbesserter Kultur- und Transportbedingungen ist. Dabei könnten differenzierte Entnahmetechniken von infektiösem Material und die Optimierung bakteriologischer Untersuchungsmethoden eine maßgebliche Rolle spielen.

Die im folgenden dargestellten und diskutierten Untersuchungsergebnisse anaerober Infektionen im chirurgischen Bereich sollen zu einer Beantwortung dieser Frage beitragen.

Auch wenn die anaeroben Erreger, gemessen an ihrer momentanen klinischen Beachtung, wie eine Entdeckung dieses Jahrzehnts anmuten, so finden sich erste Mitteilungen bereits Ende des 19. Jahrhunderts durch Pasteur. Er beschrieb 1863 Mikroorganismen, die nur unter strikt anaeroben Bedingungen eine vitale Beweglichkeit aufweisen und diese unter Zusatz von Luft rasch einbüßen. 1891 isolierte Schmorl erstmals Fusobacterium necrophorum von verletzter Darmmukosa bei Kaninchen [5]. Noch im gleichen Jahrzehnt entdeckten Vincent Anaerobier in Wunden, Veillon und Zuber Bacteroides fragilis im Darm [30] und Halle bei ausgedehnten Verletzungen in der weiblichen Genitalregion. Erste klinische Berichte über Bacteroides-Septikämien finden sich 1932 bei Thompson und Beaver [27] sowie 1935 bei Raikoff [22]. Bis heute gehören die Arbeiten von Felner [7] mit 250 Bacteroides-Septikämien und von Chow [5] 1974 mit 112 Patienten zu den umfangreichsten Darstellungen.

Häufigkeit und Verteilung anaerober Bakterien

Obligat anaerobe Bakterien sind physiologischer Bestandteil der körpereigenen Flora. Abhängig von der jeweiligen Lokalisation besiedeln sie in unterschiedlicher Intensität innere und äußere Oberflächen des Menschen.

Im *Oropharyngealbereich* stellen die obligat anaeroben Erreger den überwiegenden Anteil der Keimflora dar und übertreffen den Anteil der aeroben Bakterien um das 30fache [8]. Speziell in Gingivaltaschen und im interdentalen Detritus kann ein hoher Anaerobieranteil nachgewiesen werden [3, 8]. Dabei dominieren Bacteroides melaninogenicus,

Bacteroides oralis, Bacteroides corrodens und Fusobacterium nucleatum. Bacteroides corrodens wurde auch aus Blutkulturen nach Zahnextraktionen nachgewiesen [16]. Diese Erreger können bei Erkrankungen im Oropharyngealbereich Ursache für eine sekundäre Endokarditis [7] oder für eine pleuro-pulmonale Infektion sein [2]. Weiterhin kommen sie ursächlich für eine nekrotisierende Weichteilinfektion im Zervikalbereich in Betracht.

Im gesamten *Gastrointestinaltrakt* haben Anaerobier einen bevorzugten Lebensraum. Sie sind dort in Abhängigkeit von der Lokalisation in unterschiedlicher Dominanz zu den aeroben Keimen anzutreffen.

Im Digestionstrakt besteht für jeden Darmabschnitt ein typisches bakterielles Kolonisationsmuster, dessen konstante qualitative und quantitative Zusammensetzung durch die Kolonisationsresistenz bestimmt wird. Die Kolonisationsresistenz ist die Resistenz gegen die Kolonisation von aeroben potentiell pathogenen Mikroorganismen. Voraussetzungen für die intakte Kolonisationsresistenz sind die regelrechte Peristaltik, Produktion von Speichel und Muzin, Abschuppung von Mukosaepithelien und die Sekretion von Immunglobulin A (s-IgA), welches die Adhärenz von Bakterien an der Mukosa verhindert.

Eine zentrale Bedeutung in der Kontrolle der Kolonisationsresistenz nehmen direkt durch Produktion von flüchtigen Fettsäuren oder indirekt durch Stimulation von Peristaltik, Muzinproduktion und Epithelabstoßung die Anaerobier selbst ein. Sie verhindern eine Zunahme der Besiedlung des Darmes durch aerobe potentiell pathogene Mikroorganismen [29].

Im Magen und Jejunum wurden zwischen 2% und 15% obligat anaerobe Keime gefunden [10]. Hierbei wird die Korrelation zwischen aerober und anaerober Flora stark durch den Säuregrad des Milieus bestimmt. Bei einem pH von mehr als 3 nimmt die Zahl der Aerobier zu und die der anaeroben Keime deutlich ab [10].

Bei fortgeschrittenen Infektionsprozessen oder bei malignen Erkrankungen kann die Häufigkeit anaerober Keimbesiedlung deutlich zunehmen. Nahezu bei jedem zweiten Patienten mit nachgewiesener Erkrankung der Gallenwege kann ein positiver Keimnachweis in den Gallensekreten erbracht werden. Nach einer vergleichenden Studie von Robson werden hierbei bis zu 10^5 Keime/ml gezählt [23]. Die nachgewiesenen Erreger entsprechen der typischen Flora des oberen Intestinaltraktes, etwa $^2/_3$ gramnegative und $^1/_3$ grampositive Keime [31]. Bei den aerob wachsenden Keimen dominieren E. coli mit ca. 30%, Enterokokken und Klebsiella mit 20%, sowie Proteus spezies und Pseudomonas, während als obligate Anaerobier insbesondere Clostridien und Peptostreptokokken nachgewiesen wurden. Nach Wacha muß in bis zu 20% mit einer anaeroben Kontamination der Gallenwege gerechnet werden [31].

In den Faezes des Menschen finden sich zu mehr als 99% anaerobe Keime (Bacteroides, Laktobazillen, Clostridien u. a.). Die Gesamtkeimzahl beträgt ewa 10^{11}/g Stuhl. Im Vergleich dazu ist der Anteil von aeroben Bakterien (Enterobacteriaceae, Streptococcus faecalis und Staph. aureus usw.) verschwindend klein.

Eine Veränderung in der Zusammensetzung der Darmflora ist die Folge oder Ursache einer Erkrankung. Bei Diarrhoen kann sich die Gesamtzahl der Darmkeime um den Faktor 10^3 vermindern. Dabei verschiebt sich das Kolonisationsgleichgewicht zugunsten der gramnegativen Darmbakterien [5].

Im weiblichen Genitalbereich ist das bakterielle Kolonisationsmuster von aeroben Laktobazillen (Döderlein-Stäbchen) beherrscht, solange der pH-Wert im Sauren bleibt. Mit Einsetzen der Menstruationszyklen verändern sich die pH-Werte, so daß die Schleimhäute zusätzlich mit koagulasenegativen Staphylokokken, vergrünenden Streptokokken, Streptococcus faecalis, Corynebakterien, E. coli und vor allem auch während der Schwangerschaft mit Proteus spp. und Bacteroides spp. besiedelt sind. Postpartal beträgt der Anteil an Fusobacterium nucleatum, Fusobacterium necrophorum und Bacteroides-Spezies bis 24% [1, 4, 5].

Die Inzidenz von obligat anaeroben Erregern bei chirurgischen Infektionen

Infektionen mit Bacteroides-Spezies werden fast ausschließlich im klinischen Bereich nachgewiesen. Im Gegensatz zu den zumeist exogen bedingten Infektionen mit sporenbildenden Anaerobiern sind Infektionen durch sporenlose gramnegative Anaerobier vorzugsweise endogener Genese.

Nachweis obligat anaerober Erreger in Blutkulturen

Aus einer Literaturübersicht von Chow und Guze (1972) ist mit Beginn der siebziger Jahre der sprunghafte Anstieg von positiven Bacteroidesbefunden in Blutkulturen von 2% auf durchschnittlich 10% ersichtlich. Dies ist vermutlich zum größten Teil Folge verbesserter Nachweistechniken anaerober Erreger.

An der Chirurgischen Klinik im Klinikum Steglitz wurden in den Jahren 1981 bis 82 bei 185 Patienten positive Blutkulturen festgestellt (siehe Tabelle 1). Hierbei konnte 21mal

Tabelle 1 Positive Blutkulturen in den Jahren 1981 und 1982, eingesandt von der Chirurgie, der Intensivstation (IOP) und den übrigen Abteilungen im Klinikum Steglitz der Freien Universität Berlin

	Chi	IOP	Übrige
Einsendungen	1297	3183	12550
Bereinigte Gesamtzahl der Patienten mit positiver Blutkultur	185	201	1356
Aerobier			
grampositiv	126	130	818
gramnegativ	28	38	383
Anaerobier			
grampositiv	15	25	122
gramnegativ	6	4	20
Pilze	10	4	13

der Nachweis grampositiver und gramnegativer Anaerobier erbracht werden. In der chirurgischen Intensivstation betrug der Anteil der obligat anaeroben Erreger an den positiven Blutkulturen 14%, bei den übrigen Abteilungen nur 10%.

Inzidenz obligat anaerober Erreger bei Wundinfektionen

Aus primär infizierten Wunden und aus postoperativen Wundabstrichen in der Abdominalchirurgie werden anaerobe Erreger in wechselnder Häufigkeit angezüchtet. Erwartungsgemäß findet sich eine besonders hohe Nachweisquote bei Infektionen, die vom unteren Gastrointestinaltrakt ausgehen. Bei einer Feldstudie an 74 verschiedenen chirurgischen Kliniken konnte im gesamten Krankengut bei insgesamt 180 positiven Wundabstrichen 22mal ein positiver Nachweis von Bacteroides-Spezies erbracht werden (siehe Tabelle 2).

Die Gesamtzahl der nachgewiesenen anaeroben Erreger liegt in dieser Auswertung relativ niedrig. Sie entspricht aber der zu erwartenden Nachweishäufigkeit unter Praxisbedingungen, d. h. eingeschränkten Abnahme- und Transportbedingungen. Dennoch ist auch in dieser Auswertung die Dominanz anaerober Erreger im Gastrointestinalbereich erkennbar.

Tabelle 2 Erregerspektrum bei Infektionen in der Chirurgie (n = 648 Einsendungen) Juni–August 1981 aus 74 chirurgischen Abteilungen der Bundesrepublik Deutschland

Ursprung der Infektionen	Magen	Pankreas	Gallenwege	Dünndarm	Appendix	Kolon	postop. Perit.	Urogenital	Knochen	Weichteile	Atemwege	Multifokal	Gesamt
(Anzahl pos. Abstriche)	12	6	18	6	24	17	6	10	7	39	22	13	180
nachgewiesene Erreger				n									
E. coli	5	1	18	5	21	19	6	10	–	12	4	4	105
Enterokokken	5	1	5	2	3	10	1	–	2	2	2	2	35
Bacteroides sp.	–	–	–	1	7	8	1	2	–	3	–	1	22
Enterobacter	1	1	2	2	–	2	1	1	–	4	1	1	16
Pseudomonas aeruginosa	3	2	3	–	1	6	1	6	–	3	3	–	28
Klebsiellen	3	1	5	1	–	1	2	1	–	1	1	1	17
Proteus sp.	2	1	3	–	4	1	–	2	–	3	5	2	23
Streptokokken (B u. a.)	2	2	1	1	3	2	1	1	1	2	1	1	18
Staph. aureus	7	–	1	–	4	3	1	1	4	16	4	5	46
Staph. epidermidis	–	–	1	–	–	–	–	–	–	1	4	–	6
Serratia	–	–	–	–	1	–	–	–	–	–	–	–	1
Providencia	–	–	1	–	–	–	–	–	–	–	–	–	1
Salmonellen	–	–	1	–	–	–	–	–	–	–	–	–	1
Corynebact.	–	–	1	–	–	–	–	–	–	–	–	–	1
Citrobacter	–	–	1	–	1	1	–	–	–	1	–	–	4
Candida	1	–	1	–	–	–	–	–	1	1	1	–	5

Bei infektiösen Wundheilungsstörungen nach Appendektomie und Eingriffen in der kolorektalen Chirurgie war erwartungsgemäß der Nachweis anaerober Erreger am häufigsten.

Anaerobier-Infektionen intestinalen Ursprungs

Analog zum gehäuften Auftreten obligat anaerober Erreger im Dickdarmbereich finden sich Keime der Bacteroides-Gruppe bei infektiösen Komplikationen dieses Organs (wie z. B. Divertikulitis und Perforation) am häufigsten.

Wegen der unvermeidbaren Keimdissemination gehören operative Eingriffe am Dickdarm nach einer Definition des National Research Council zu den sogenannten kontaminierten Operationswunden [19]. Die hohe postoperative Infektionsrate dieser chirurgischen Eingriffe von bis zu 30% konnte durch eine systemische perioperative Antibiotikaprophylaxe auf weniger als 10% gesenkt werden. Nach der prophylaktischen Gabe verschiedener Cephalosporine, Ureidopenicilline oder Metronidazol traten bei 47 von insgesamt 383 Patienten mit unterschiedlichen Dickdarmeingriffen Wundinfektionen auf.

20mal wurde ein Keim der Bacteroides-Gruppe nachgewiesen, der meist mit einem aeroben Erreger, bevorzugt E. coli, vergesellschaftet war. Nach der einmaligen praeoperativen Applikation von 500 mg Metronidazol konnte in keinem Fall eine postoperative Wundheilungsstörung durch sporenlose gramnegative Anaerobier beobachtet werden. Im Gegensatz dazu wurden nach einer Prophylaxe mit Cefamandol bei 10 von 15 postoperativen Wundinfektionen Bacteroides-Spezies nachgewiesen (Tabelle 3). Die Wir-

Tabelle 3 Erregerspektrum postoperativer Wundinfektionen in der Kolonchirurgie nach perioperativer Prophylaxe mit verschiedenen Antibiotika, Chirurgische Universitätsklinik, Klinikum Steglitz der Freien Universität Berlin, 1979–1983

Antibiotikum	Patienten/ Infektionen	Kein Abstrich	E. coli	Proteus sp.	Pseudomonas aeruginosa	Klebsiellen	Enterobacter	Enterokokken	Streptokokken	Staphylokokken	Bacteroides-Gruppe
Cefoxitin	63/6	1	3		1	1		1	1		2
	49/8	1	3					1			4
Cefotaxim	46/4	2	1			1	1	1		1	2
Cefamandol	69/15	2	4	2	1			4			10
Lamoxactam	18/2							1		1	1
	61/4		3		1		2	3		2	1
Metronidazol	19/5		4		1		1			1	
Metronidazol + Mezlocillin	58/3		1		1		1			1	
Gesamt	383/47	6	19	2	5	2	5	11	1	6	20

kungslücken der jeweils zur perioperativen Prophylaxe eingesetzten Antibiotika können bei den wenigen dann noch auftretenden Infektionen zum Tragen kommen [12].

Die Inzidenz obligat anaerober Erreger bei der Peritonitis

Die sekundäre Peritonitis als Folge einer Perforation des Verdauungsweges ist eine polybakterielle Infektion. Die unterschiedliche qualitative und quantitative Keimbesiedlung in den verschiedenen Abschnitten des Verdauungstraktes führt im Falle der Perforation zu einem charakteristischen Keimspektrum in Abhängigkeit vom Perforationsort. Obwohl der Darm mehrere 1000 verschiedene Keimspezies enthält, werden bei der Peritonitis nur relativ wenige Keime gefunden. Nach der Perforation finden die Bakterien außerhalb des Darmlumens kein optimales Lebensmilieu. Gleichzeitig treffen sie auf sofort wirksam werdende Abwehrmaßnahmen des Organismus, so daß der überwiegende Anteil der frei werdenden Bakterien eliminiert wird. Der Verlauf und die Prognose der Erkrankung werden nach einer Perforation nicht allein durch den Grad der bakteriellen Kontamination, sondern auch durch die Verunreinigung der Bauchhöhle mit Darminhaltsstoffen beeinflußt. Obligat anaerobe Erreger sind am Verlauf der Peritonitis wahrscheinlich ursächlich mitbeteiligt [13].

Nach Perforationen im oberen Intestinaltrakt (Magen, Duodenum) überwiegen grampositive Bakterien. Im eigenen Krankengut wurden nach Magenperforationen in fast 50% aller Fälle keine Erreger isoliert. Bei den übrigen Patienten dominierten Monoinfektionen mit grampositiven Erregern. Anaerobier wurden nach Magenperforationen selten nachgewiesen (Tabelle 4). Stone fand nach Magenperforation 50% aerobe und 20% anaerobe Bakterien [26].

Bei Peritonitis ausgehend von den Gallenwegen wurde am häufigsten E. coli als alleiniger Erreger isoliert. Anaerobier wurden nur bei einem von 15 Patienten nachgewiesen (Tabelle 4).

Auch nach Dünndarmperforationen überwiegen die aeroben Erreger, allerdings nimmt der Anteil der nachgewiesenen gramnegativen Keime leicht zu. Obligat anaerobe Erreger werden nur selten isoliert (Tabelle 4). Wenn eine perforierte Appendizitis oder Perforation des Dickdarms vorliegen, werden fast immer aerobe und anaerobe Erreger angezüchtet. Häufig ist E. coli mit anaeroben Keimen der Bacteroides-Gruppe vergesellschaftet. Stone beobachtete, daß der Anteil anaerober Bakterien mit zunehmender Dauer der Peritonitis ansteigt. Besonders aus abszedierenden intraabdominellen Prozessen wurden sowohl unter klinischen als auch experimentellen Bedingungen häufig Anaerobier angezüchtet [20, 26].

Fry vermutete, daß B. fragilis-Septikämien im postoperativen Verlauf nach Operationen bei Peritonitis eine Indikation für eine dringliche Exploration sind, weil bei diesen Patienten die Bakteriämie gehäuft als Folge einer persistierenden intraabdominellen Sepsis anzusehen ist. Eine postoperative E. coli-Septikämie korreliert dagegen meist nicht mit einer Persistenz der Peritonitis, sondern hat vielmehr ihre Ursachen in anderen Infektionsherden wie z. B. dem Urogenitalsystem oder der Lunge [11].

Die antimikrobielle Chemotherapie einer Peritonitis muß daher die anaerob-aerobe Mischinfektion berücksichtigen, die dieser Erkrankung zugrunde liegt.

Tabelle 4 Erregerspektrum bei der Peritonitis in Abhängigkeit von der Ursache, Chirurgische Universitätsklinik, Klinikum Steglitz der Freien Universität Berlin, 1982

Ursache der Peritonitis	Anzahl	kein Abstrich	ohne Wachstum	E. coli	Klebsiella oxytoca	Enterobacter cloacae	Proteus vulgaris	Proteus mirabilis	Citrobacter	Serratia	Streptokokken	Enterokokken	Staphylokokken	Pseudom. aeruginosa	Sproßpilze	Bacteroides fragilis	Bacteroides oralis	Bacteroides distasonis	Bacteroides sp.	Peptococcus sp.	Peptostreptococcus	Clostridium sp.	Propionibacterium
Magen	30	4	12	2	1			1			6	2	2		7	1			1				
Dünndarm	14		4	7		2		1	2			5			1	1		1	1				
Gallenwege	15	2	5	8	1			1					1	1	1	1							
Kolon	18		1	18		2		2				8	1	1	1	5		4	2			1	
Appendizitis	36	3	4	26	2		1	1	3	1	1	3	1	3		11	2	5	2	3		2	1
Gesamt	113	9	26	61	4	4	1	6	5	1	7	18	5	5	10	19	2	10	6	3		3	1

Inzidenz anaerober Erreger bei Leberabszessen

Aus dem Untersuchungsmaterial von 26 pyogenen Leberabszessen der Chirurgischen Klinik im Klinikum Steglitz wurden nur zweimal obligat anaerobe Erreger nachgewiesen. Es dominieren die gramnegativen Keime und in dieser Gruppe wiederum E. coli, Proteus und Klebsiella-Spezies (Tabelle 5). Andere Autoren stellten eine wesentlich höhere Inzidenz anaerober Erreger bei pyogenen Leberabszessen fest. Nicht selten wird dabei eine monobakterielle anaerobe Infektion angetroffen. Sabbaj beobachtete bei 34% aller Leberabszesse ausschließlich anaerobe Erreger in Monokultur, bei 16% eine anaerob-

Tabelle 5 Bakteriologie pyogener Leberabszesse im Klinikum Steglitz, 1969–1983

Grampositive Keime	5
davon: Staph. epidermidis	2
Streptococcus viridans	1
Enterokokken	1
nicht klassifiziert	1
Gramnegative Keime	17
davon: E. coli	5
Klebsiella	2
Proteus vulgaris	3
Proteus rettgeri	1
Providencia sellgerio	1
Enterobacter hafniae	1
Citrobacter freundii	1
Haemophilus influenzae	1
Bacteroides fragilis	1
nicht klassifizierbare Anaerobier	1

aerobe Mischkultur und bei 38% ausschließlich aerobe Erreger. Bei 12% aller Leberabszesse gelang kein Erregernachweis [24]. Nach einer Untersuchung von Trump muß vermutet werden, daß das verringerte Redoxpotential speziell bei metastatischen Prozessen der Leber eine anaerobe Infektion begünstigt [28]. Edlund fand darüber hinaus eine auffällige Häufung von anaeroben Erregern in Leberstanzzylindern ohne Hinweise auf das Vorliegen einer manifesten Infektion [6].

Anaerobier-Infektionen im Urogenitalbereich

Nachgewiesene, bakteriologisch dokumentierte Harnwegsinfektionen mit anaerobem Erregerspektrum sind selten. Der Grund hierfür liegt wahrscheinlich in der langen Aufbewahrungs- und Transportzeit von Urinproben in zumeist ungeeigneten, d. h. nicht reduzierenden Medien.

Segura konnte bei Patienten mit nachgewiesener Bakteriurie aus dem Blasenpunktat nur in 1,3% aller Fälle einen eindeutigen Anaerobiernachweis erbringen [25]. Aus dem klinischen Bereich sind speziell nach Manipulationen an den Harnwegen wie z. B. Dauerkatheterismus oder Zystoskopien anaerobierbedingte Septikämien bekannt [8].

Das zu erwartende Anaerobierspektrum umfaßt Peptokokken und Bacteroides-Spezies des Typs oralis, bivius und disiens [14]. Der Typ fragilis ist nur in Ausnahmefällen bei übergreifenden Infektionen des unteren Intestinaltraktes auf die Harnwege nachweisbar [8].

Bei 43 perianalen und perirektalen Infektionen wurde in unserem Krankengut fast ausnahmslos eine anaerob-aerobe Mischinfektion vorgefunden. Bacteroides-Spezies fanden sich 36mal, gefolgt von E. coli [21] und anaeroben Kokken [14] (Tabelle 6).

Nach einer Untersuchung von Phillips an 140 perianalen und -rektalen Abszessen kann ein unterschiedliches bakteriologisches Spektrum abhängig von gleichzeitig nachweisbaren Analfisteln festgestellt werden. Während Abszesse ohne Fistelbeteiligung eine Dominanz von Peptokokken und Peptostreptokokken im anaeroben Bereich erkennen

Tabelle 6 Erregerspektrum eitriger Infektionen der Analregion (n = 43), Chirurgische Universitätsklinik, Klinikum Steglitz der Freien Universität Berlin, 1983

E. coli	21	Anaerobe Kokken	14
Proteus	5	Bacteroides distasonis	11
Enterobacter	3	Bacteroides fragilis	8
Citrobacter	1	Andere Bacteroides spp.	17
Strept. faecalis	9	Fusobacterium necrophorum	1
Hämolysierende Streptokokken	5	Clostridium perfringens	1
Staph. aureus	2	Eubacterium	
Staph. epidermidis	6	Bifidobacterium	7
Total	52	Total	59

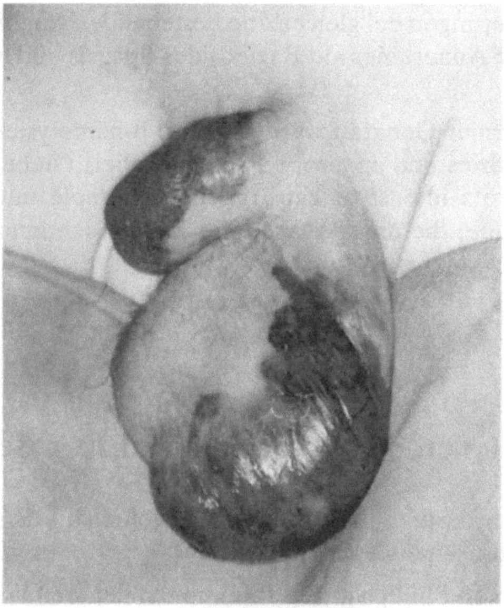

Abb. 1 Fournier-Gangrän mit ausgedehnter Skrotalnekrose

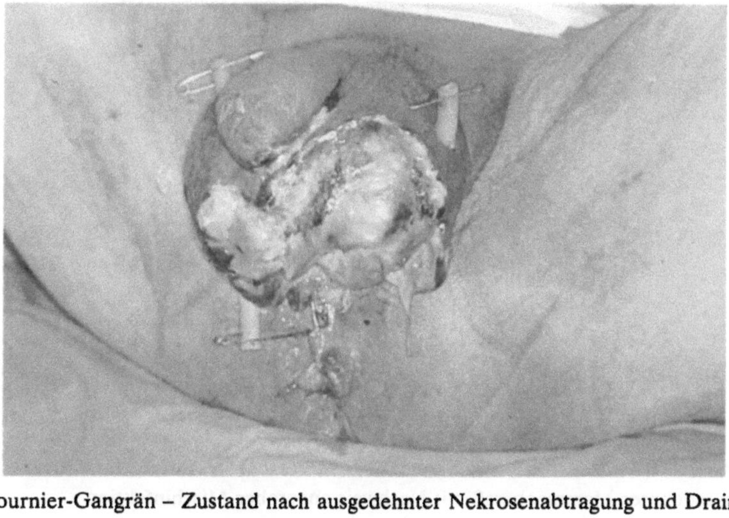

Abb. 2 Fournier-Gangrän – Zustand nach ausgedehnter Nekrosenabtragung und Drainage

ließen, zeigten Abszedierungen bei gleichzeitig bestehender Analfistel ein eher darmspezifisches Erregerbild der Anaerobier mit Bacteroides-Spezies und häufigem Nachweis des Typs fragilis [21].

In zwei Fällen von Fournier-Gangrän wurden neben β-hämolysierenden Streptokokken speziell Bacteroides-Spezies und anaerobe Kokken isoliert (siehe Abb. 1 und 2). Beide Patienten verstarben trotz intensiver chirurgischer Therapie und hochdosierter systemischer Antibiotika-Gabe, die unter besonderer Berücksichtigung des zu erwartenden Anaerobiernachweises erfolgt war.

Anaerobier-Infektionen der Brust- und axillären Schweißdrüsen

Staphylokokken und Streptokokken werden gewöhnlich als typische Erreger bei Mamma- und Schweißdrüsenabszessen angesehen.

Nach Untersuchungen von Phillips gehen Infektionen der weiblichen Brustdrüse bevorzugt von den Milchdrüsengängen aus. Bei pathologischer Konfiguration der Milchdrüsengänge finden sich gehäuft Infektionen, die ausschließlich durch obligate Anaerobier

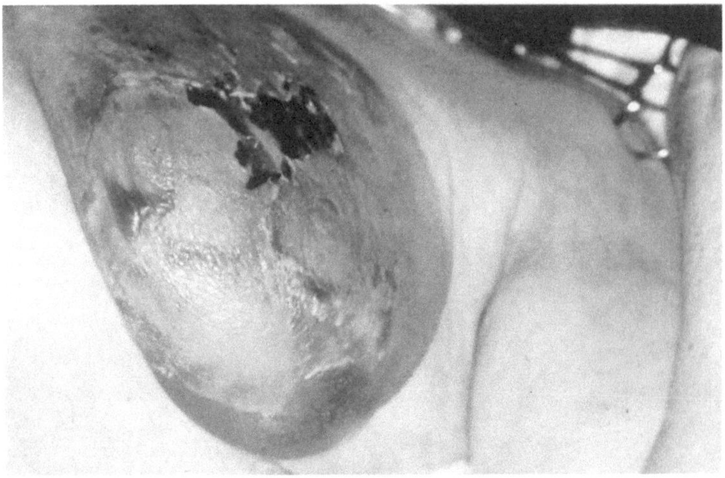

Abb. 3 Ausgedehnter Mammaabszeß mit Nachweis anaerober Mischinfektion

bedingt sind. Dabei bedeutet eine alleinige chirurgische Inzision und Drainage nur eine kurzfristig erfolgreiche Therapie. Erst die Exzision des Infektionsherdes gewährleistet eine dauerhafte Heilung [21]. Bei etwa 1/3 aller Mamma-Abszesse muß mit einer anaerob-aeroben Mischinfektion gerechnet werden, bei vielen sogar mit ausschließlich anaerobem Erregerspektrum.

Phillips isolierte bei 21 Mamma-Abszessen insgesamt 77 anaerobe Erreger. Hierbei dominierten die Peptococcus- und Bacteroides-Spezies. Die Abbildung 3 zeigt das typische Beispiel eines ausgedehnten Mammaabszesses.

Bei Abszedierungen der axillären Schweißdrüsen muß nach Untersuchungen von Phillips in ca. 25% ebenfalls mit einer ausschließlich anaeroben Keimbesiedlung gerechnet werden [21].

Hierbei liegt der Erkrankung, ebenso wie bei Infektionen der weiblichen Brustdrüse, zumeist eine pathologische Veränderung der apokrinen Drüsen zugrunde. Ein typisches Beispiel hierfür ist die Hidradenitis suppurativa.

Phillips konnte bei 22 anaerobierbedingten Axillarabszessen 87 anaerobe Erreger nachweisen. Die Abbildung 4 zeigt das klinische Bild eines Schweißdrüsenabszesses mit ausgedehnter Umgebungsreaktion.

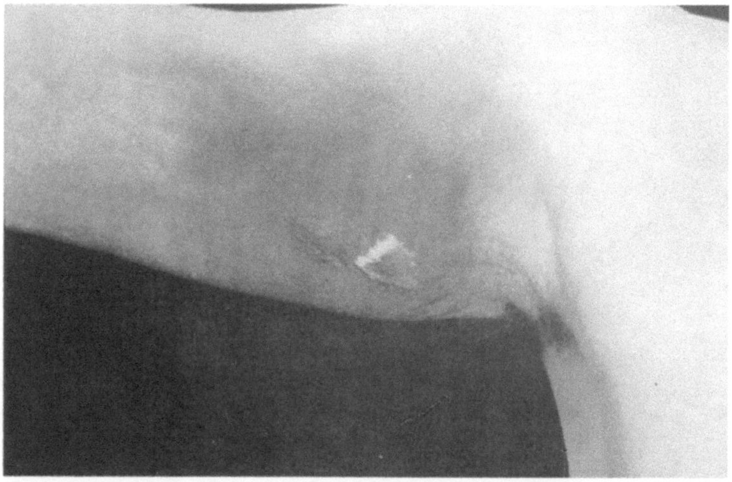

Abb. 4 Axillärer Schweißdrüsenabszeß mit Nachweis anaerober Erreger

Anaerobe Weichteilinfektion von Kopf und Hals

Im Bereich von Gesicht, Hals und Zervikalregion sind anaerobe Erreger eine häufige Ursache ausgedehnter Weichteilinfektionen. Wie bereits erwähnt, nehmen diese nicht selten ihren Ausgang von dentalen oder gingivalen Infektionsherden. Ein Beispiel hierfür zeigt die Abbildung 5. Die dargestellten nekrotisierenden Weichteilinfektionen im Zervikalbereich nahmen innerhalb weniger Stunden einen fulminanten und schließlich letalen Verlauf. Die bakteriologische Untersuchung des Infektionsherdes wies hämolysierende Streptokokken und anaerobe Erreger der Peptococcus- und Bacteroides-Spezies nach. Bei diabetischer Grunderkrankung bildete eine dentale Infektion und daraus resultierende Infektion im Unterkiefer den Primär- und Ausgangsherd der Infektion.

Anaerobier-Infektion bei ischämischer Gangrän

Bei der ischämischen Gangrän der unteren Extremitäten als Folgezustand einer fortgeschrittenen arteriellen Verschlußkrankheit oder einer diabetischen Mikroangiopathie werden aus den Nekrosezonen nur selten Abstriche mit dem Nachweis anaerober Erreger

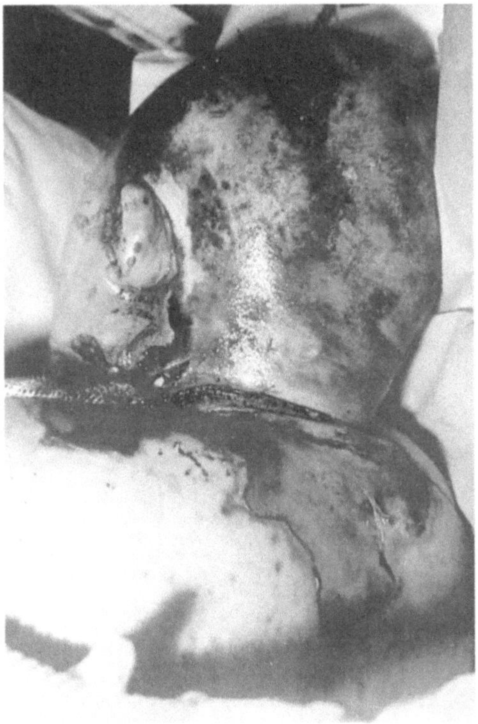

Abb. 5 Nekrotisierende, anaerobierbedingte Infektion von Okzipital- und Zervikalregion.

gewonnen. Die Ursachen für diese nur vereinzelten Anaerobiernachweise liegen in erster Linie in der Art der Materialgewinnung. Gorbach entnahm Abstriche bei ischämischen Nekrosen nach sorgfältiger Entfernung der Oberfläche der Nekrosen mit einer sterilen Kürette aus der Tiefe des Nekrosengrundes. Es erfolgte anschließend die sofortige Inkubation und der Transport in speziellen Glasbehältern. Hierbei zeigten 18 von 20 ischämischen Nekrosen einen positiven Anaerobiernachweis. Insgesamt wurden 64 aerobe und 52 anaerobe Keime nachgewiesen. Bei den aeroben Erregern dominierten Streptokokken, Staphylokokken und Proteus-Spezies. Unter den Anaerobiern konnte 9mal Bacteroides fragilis und 7mal Bacteroides melaninogenicus nachgewiesen werden [17].

Die Abbildung 6 zeigt das typische Beispiel einer tiefen, ischämiebedingten Vorfußgangrän. Neben gramnegativen aeroben Keimen konnten verschiedene Bacteroides-Spezies nachgewiesen werden.

Anaerobe Erreger bei iatrogenen Weichteilinfektionen

Auch glutäale Weichteilinfektionen – sogenannte Spritzenabszesse – können eine aerob-anaerobe Mischinfektion zur Ursache haben, wie das Beispiel einer 80jährigen Patientin

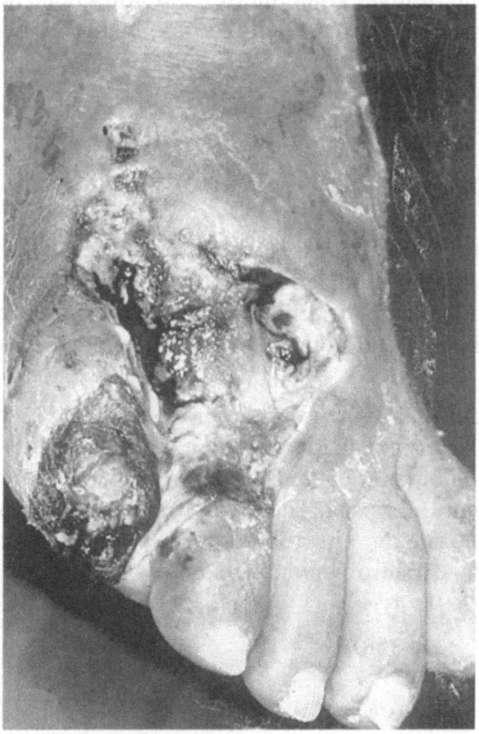

Abb. 6 Ischämische Vorfußgangrän mit Nachweis anaerober Erreger

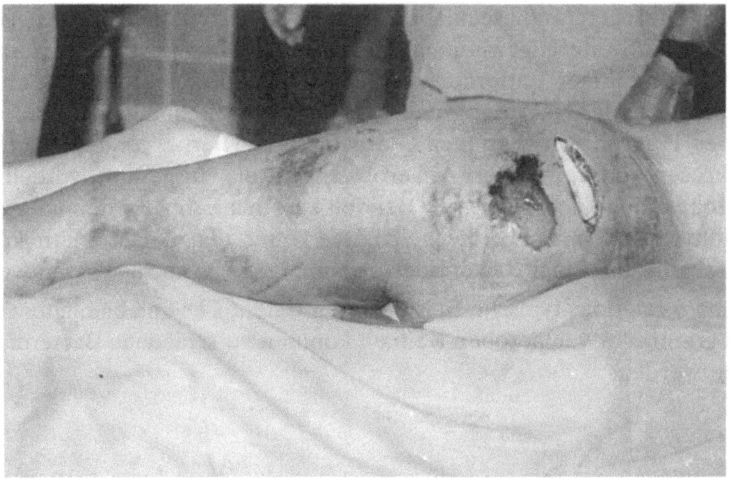

Abb. 7 Nekrotisierender Glutäalabszeß durch anaerobe Erreger

mit fortgeschrittener maligner Grunderkrankung zeigt (siehe Abb. 7). Trotz ausgedehnter chirurgischer und gleichzeitiger kombinierter antibiotischer Therapie kam es zu einem raschen und unaufhaltsamen Fortschreiten des fulminanten Infektionsgeschehens, das wenig später zum Exitus letalis führte.

Klinische Diagnose anaerober Infektionen

Ebenso wie die charakteristischen klassischen Zeichen eines Gasbrandes oder einer Tetanusinfektion bevorzugt klinisch diagnostiziert werden und dann einer sofortigen Therapie bedürfen, so läßt sich die Verdachtsdiagnose einer Anaerobier-Infektion zunächst aus verschiedenen klinischen Symptomen ableiten, die in der Tabelle 7 zusammengefaßt sind.

Treffen bei einer Wundinfektion mehrere dieser Symptome zu, so muß immer eine Mitbeteiligung anaerober Erreger diskutiert werden. In den meisten Fällen kann mit dem Therapiebeginn nicht erst bis zum Eintreffen des bakteriologischen Untersuchungsergebnisses abgewartet werden. Bereits nach der Symptomatik des klinischen Krankheitsbildes und der Verdachtsdiagnose einer anaeroben Mono- oder Mischinfektion muß eine Therapie mit entsprechender Anaerobierwirksamkeit eingeleitet werden.

Tabelle 7 Klinische Symptome anaerober Infektionen

faulig riechende Eiterung Infektionen in der Nähe von Schleimhäuten Nekrosen, Gangrän Gas im Gewebe oder im Eiter
Endokarditis mit negativen Blutkulturen Infektionen bei Malignomen Infektionen nach Aminoglykosidtherapie Infektionen nach Bißwunden Septische Thrombophlebitis Infektionen nach Aborten oder Bauchoperationen

Therapie anaerobierbedingter Infektionen

Das therapeutische Vorgehen besteht in chirurgischer Sanierung der Infektionsquelle, Drainage und Spülung der Abszeßhöhle, Beseitigung von Nekrosen und sofortigem Beginn einer systemischen antibakteriellen Chemotherapie unter Berücksichtigung einer vermuteten anaerob-aeroben Mischinfektion. Das bakteriologische Ergebnis wird zur Kontrolle und zur Korrektur der bereits eingeleiteten Chemotherapie verwandt. Die chirurgische Therapie ist dabei ein Wettlauf mit der Zeit, da häufig die Mitbeteiligung obligat anaerober Erreger an der Infektion die Prognose der Erkrankung mit rascher Progredienz verschlechtert.

Bei der antibiotischen Therapie muß berücksichtigt werden, daß zahlreiche sporenlose Anaerobier eine hohe Aktivität an Betalaktamasen aufweisen, die zu Resistenzen der Erreger und rascher Progredienz der Infektion führen (siehe Tabelle 8).

Eine erfolgversprechende Chemotherapie hat daher den folgenden Erfordernissen zu genügen:

1. Umfassende Wirksamkeit gegen obligat anaerobe Erreger unter Berücksichtigung bekannter Resistenzen
2. Hohe Stabilität gegen Betalaktamasen
3. Ausreichende Gewebsspiegel, speziell im Infektionsgebiet.

Geeignete Antibiotika mit hoher Aktivität gegen obligat anaerobe Erreger und hierbei besonders Bacteroides fragilis sind in erster Linie Clindamycin und Metronidazol. Unter den Betalaktam-Antibiotika mit großer Anaerobierwirksamkeit sind Mezlocillin als Ureidopenicillin und von den Cephalosporinen Latamoxef, Cefotaxim und Cefoxitin zu nennen. Alle anderen Cephalosporine sind gegen Anaerobier meist nur unzureichend wirksam. Unter Berücksichtigung der Tatsache, daß häufig anaerob-aerobe Mischinfektionen vorliegen, sind als Initialtherapie folgende Antibiotika-Kombinationen geeignet: Clindamycin oder Metronidazol in Verbindung mit Mezlocillin, Latamoxef oder Cefotaxim.

Tabelle 8 Betalaktamasen-produzierende Anaerobier (nach Finegold 1982)

Bacteroides fragilis
Bacteroides melaninogenicus
Bacteroides asaccharolyticus
Bacteroides oralis
Bacteroides bivius
Bacteroides disiens
Bacteroides ruminicola
Bacteroides splanchnicus
Clostridium ramosum
Clostridium clostridiiforme

Zusammenfassung

Obligat anaerobe Erreger sind bei einer Vielzahl von Infektionen nachweisbar und bilden dann häufig die Ursache für einen rasch progredienten Infektionsprozeß. Als Konsequenz verbesserter Transport- und Nachweismethoden ist eine Beteiligung obligat anaerober Erreger bei nahezu allen chirurgischen Infektionen nachgewiesen. Nicht nur nach Kontamination durch typische Intestinalflora und spezifische Dickdarmkeime sind anaerobierbedingte Infektionen häufig. Auch bei den typischen Infektionen durch Hautkeime, wie bei Axillar- und Mammaabszessen oder der ischämischen Gangrän der unteren Extremitäten, muß mit einer anaeroben Mischinfektion gerechnet werden.

Ausschließlich anaerobe Monoinfektionen sind eher selten und finden sich speziell bei Lungen- und Leberabszessen sowie intraabdominellen und postoperativen Abszedierungen. Die Peritonitis ist eine polymikrobielle Infektion, die fast immer durch ein aerob-anaerobes Keimspektrum verursacht wird.

Eine perioperative antibiotische Prophylaxe muß speziell bei operativen Eingriffen im Bereich des oberen und unteren Gastrointestinaltraktes eine hohe Wirksamkeit gegen anaerobe Erreger aufweisen. Hierbei bemißt sich die Effizienz des Antibiotikums hinsichtlich seiner Anaerobierwirksamkeit an der Empfindlichkeit des Typs Bacteroides fragilis.

Treten trotz einer antibiotischen Prophylaxe postoperativ Wundinfektionen auf, so entsprechen die dann nachgewiesenen Erreger zumeist den Wirkungslücken der eingesetzten Antibiotika – nach der alleinigen Prophylaxe mit Cefamandol traten beispielsweise gehäuft Infektionen mit obligat anaeroben Erregern auf.

Die Therapie anaerobierbedingter chirurgischer Infektionen muß blind, d. h. vor dem definitiven Erregernachweis, und allein nach der klinischen Symptomatik erfolgen. Die rasche Progredienz der Infektion gestattet nicht, den bakteriologischen Erregernachweis abzuwarten.

Die erste Maßnahme einer chirurgischen Therapie besteht in einer ausgedehnten operativen Sanierung des Infektionsbereiches und einer gleichzeitigen systemischen antibakteriellen Chemotherapie unter Berücksichtigung der jeweils zu erwartenden Erregerspektren und der entsprechenden Resistenz. In der Chemotherapie sollten Präparate mit hoher Betalaktamase-Stabilität bevorzugt zur Anwendung kommen.

Literatur

[1] Ansbacher, R., W. A. Boyson, J. A. Morris: Sterility of the uterine cavity. Am. J. Obstet. Gynecol., *99* (1967), 394.

[2] Bartlett, J. G., S. M. Finegold: Anaerobic pleuropulmonary infections. Medicine, *51* (1972), 413.

[3] Bartlett, J. G., S. L. Gorbach, S. M. Finegold: The bacteriology of aspiration pneumonia. Am. J. Med., *56* (1974), 202.

[4] Bollinger, C. C.: Bacterial flora of the nonpregnant uterus: a new culture technic. Obstet. Gynecol. *23* (1964), 251.

[5] Chow, A. W., L. B. Guze: Bacteroidaceae bacteremia: Clinical Experience with 112 Patients. Medicine, *53* (1974), 93.

[6] Edlund, Y. et al.: Bacteriological investigations of the biliary system and liver in biliary disease correlated to clinical data and microstructure of the gall bladder and liver. Acta Chir. Scand., *116* (1958), 461.

[7] Felner, J. M., V. R. Dowell Jr.: Anaerobic bacterial endocarditis. N. Engl. J. Med., *289* (1970), 1188.

[8] Finegold, S. M.: Anaerobic bacteria in human disease. Academic Press, New York, 1977.

[9] Finegold, S. M., J. E. Rosenblatt: Practical aspects of anaerobic sepsis. Medicine, *52* (1973), 311.

[10] Franklin, M. A., S. C. Skoryna: Studies on natural gastric flora. I. Bacterial flora of fasting human subjects. Can. Med. Assoc. J., *95* (1966), 1349.

[11] Fry, D. E., R. N. Garrison, H. C. Polk Jr.: Clinical implications in Bacteroides bacteremia. Surg. Gynecol. Obstet., *149* (1979), 189.

[12] Görtz, G. et al.: Erfahrungen mit Metronidazol in der Kolonchirurgie. FAC 2–5, 16, 1983.

[13] Gorbach, S. L., H. Thadepalli, J. Norsen: Anaerobic microorganisms in intra-abdominal infections. In: Balows A. et al. (eds.): Anaerobic Bacteria: Role in Disease, p. 339. Thomas, Springfield Ill., 1974.

[14] Hammann, R. et al.: Identification of anaerobes recovered from the urethral mucosa of patients with non-gonococcal urethritis. Abstracts XIIth Int. Congr. Microbiol., 1978, p. 183.

[15] Hite, K. E., H. C. Hesseltine, L. Goldstein: A study of the bacterial flora of the normal and pathologic vagina and uterus. Am. J. Obstet. Gynecol., *53* (1947), 233.

[16] Khairat, O.: Bacteroides corrodens isolated from bacteremias. J. Pathol., *94* (1967), 29.

[17] Louie, J. T. et al.: Aerobic and anaerobic bacteria in diabetic foot ulcers. Ann. Int. Med., *85* (1976), 461.

[18] Mittermayer, H.: Zur Diagnostik von Infektionen durch obligate Anaerobier. Hyg.-Med., *4* (1979), 457.

[19] National Academy of Sciences – National Research Council. Division of Medical Sciences, Ad Hoc Committee of the Committee on Trauma: Post-operative Wound-Infections. Ann. Surg., *160* (Suppl. 2) (1964), 1.

[20] Onderdonk, A. B. et al.: Experimental intra-abdominal abscesses in rats: Quantitative bacteriology of infected animals. Infect. Immun., *10* (1974), 1256.

[21] Phillips, J., S. Eykyn: The treatment of anaerobic breast and skin infections. Proceedings of the 13th International Congress of Chemotherapy, Sy 46–7 11, 26, 1983.

[22] Raikoff, R.: Septicémia à B. fragilis. Thèse de Medecine, Nancy, 51, 1935.
[23] Robson, M. C. et al.: An endogenous source for wound infections based on quantitative bacteriology of the biliary tract. Surgery, *86* (1970), 471.
[24] Sabbaj, J. J. et al.: Anaerobic pyogenic liver abscesses. Ann. Intern. Med., *77* (1972), 629.
[25] Segura, I. W. et al.: Anaerobic bacteria in the urinary tract. Mayo Clin. Proc., *47* (1972), 30.
[26] Stone, H. H., L. D. Kolb, C. E. Geheber: Incidence and significance of intraperitoneal anaerobic bacteria. Ann. Surg., *181* (1975), 705.
[27] Thompson, L., D. C. Beaver: Bacteremia due to anaerobic gram-negative organisms of the genus Bacteroides. Med. Clin. North Am., *15* (1932), 1611.
[28] Trump, D. L. et al.: Anaerobic liver abscess and intrahepatic metastases. Cancer, *41* (1978), 682.
[29] van Saene, H. K. F.: Investigation into the aetiology and pathogenesis of inflammatory bowel diseases. Ph. D. Thesis, University of Groningen, 1982.
[30] Veillon, A., A. Zuber: Recherches sur quelques microbes strictement anaérobies et eur rôle en pathologie. Arch. Méd. Exp. *10* (1898), 517.
[31] Wacha, H. et al.: Zur Wahl des Antibiotikums bei Gallenwegsentzündungen. Fortschr. Med., *93* (1975), 672.

Die aktuelle Konzeption von anaerob-aeroben Infektionen in Gynäkologie und Geburtshilfe

N. Lang

Einleitung

Die Frage nach der Rolle von nicht-sporenbildenden Anaerobiern für geburtshilflich-gynäkologische Infektionen beschäftigt Frauenärzte seit Schottmüllers Beschreibung der pathogenen Bedeutung von grampositiven anaeroben Kokken für die Puerperalinfektion im Jahre 1911. Wenn auch die Einschätzung dieses Befundes im Laufe der folgenden Jahrzehnte starkem Wechsel unterworfen war, ist das „Anaerobierbewußtsein" der Frauenkliniker stets wach geblieben. Aktualisiert wurde es jedoch entscheidend durch die bahnbrechenden Fortschritte in der Züchtung und Differenzierung anaerober Keime in den siebziger Jahren, die sehr schnell zu der Erkenntnis vieler Untersucher führte, daß Anaerobier im Genitaltrakt der Frau häufig vorkommen und bei eitrigen Infektionen eine dominierende Rolle zu spielen scheinen [1]. Die Kenntnis über einen hauptsächlichen Ursprungsort der Anaerobier aus dem Darm ließ es durch die topographische Nähe beider Organsysteme plausibel erscheinen, eine permanente Kontamination der Vulva und Vagina aus der Darmflora anzunehmen. Es entstand das Konzept eines für die typische gynäkologisch-geburtshilfliche Infektion relevanten Keimreservoirs der Scheide, das sich aus Keimen der Haut und Darmflora zusammensetzt [6, 10]. Als Folge hiervon wurde die aszendierende Genitalinfektion als polymikrobielle aerob-anaerobe Mischinfektion aus beiden Biotopen angesehen.

Erst neuere Untersuchungen, die dank verbesserter Differenzierungsmethoden eine klarere Zuordnung der gefundenen Anaerobier erlaubten, führten zu neuen Erkenntnissen über die ökologisch spezifische Bedeutung insbesondere einiger Bacteroidaceen sowohl für die normale Scheidenflora wie auch über ihre Rolle bei gynäkologisch-geburtshilflichen Infektionen [7, 17]. Im folgenden sollen die sich derzeit darstellenden pathogenetischen Vorstellungen über gynäkologisch-geburtshilfliche Infektionen entwickelt werden. Die dabei gezeigten eigenen Ergebnisse sind von ihrem mikrobiologischen Teil durchweg das Resultat einer engen Zusammenabeit mit H. Werner und seinen Mitarbeitern aus dem Bonner Universitäts-Institut für Mikrobiologie und Immunologie.

Untersuchungen zur Vaginalflora

Sieht man von selteneren Infektionsursachen und von venerischen Infektionen ab, deren Bedeutung in der klinischen Gynäkologie und Geburtshilfe relativ gering ist, jedoch in ambulanten Untersuchungsreihen in Abhängigkeit von der regionalen Bevölkerungsstruktur durchaus eine große Rolle spielen kann, so muß die in der Klinik beobachtete Infektion typischerweise als endogene Infektion angesehen werden.

Dementsprechend ist neben der individuellen Krankheitsdiagnose durch den jeweiligen Erregernachweis die Kenntnis des *Keimreservoirs,* aus dem die endogene Infektion hervorgeht, von größter klinischer Bedeutung. Voraussetzung ist dabei sowohl die Kenntnis der normalen Flora wie auch ihrer Veränderungen unter bestimmten endogenen oder exogenen Bedingungen. Hierzu gehört die Schwangerschaft [3, 8] ebenso wie ihre Beeinflussung durch das endokrine Milieu im Zyklus [16], das Lebensalter und externe Faktoren wie das Sexualverhalten. Es ist daher nicht verwunderlich, daß Studien zur Vaginalflora zu wenig einheitlichen Ergebnissen geführt haben und von vielen Autoren der Begriff der physiologischen Vaginalflora in Frage gestellt wird. Es muß jedoch hierbei berücksichtigt werden, daß die bisher gewonnenen Kenntnisse fast ausschließlich auf qualitativen Studien basieren. Hinzu kommt die besondere Problematik, jeweils repräsentatives Material sowohl für homogene Patientengruppen mit einheitlichen Begleiterscheinungen als auch für bestimmte, ökologisch spezifische Bereiche des äußeren und inneren Genitale zu erhalten. Aus bisher vorliegenden quantitativen Untersuchungen [11] läßt sich schließen, daß der Anteil der Anaerobier die aerobe Flora üblicherweise überwiegt.

Die Tabelle 1 zeigt das Spektrum der von Hammann [4] publizierten Florauntersuchung aus 212 Vaginalabstrichen von Frauen mit unterschiedlichen klinischen Merkmalen, so daß eine Repräsentanz für die Gesamtheit eines typischen gynäkologisch-geburtshilflichen Krankengutes angenommen werden darf. Der überwiegende Anteil stammt aus Vaginalabstrichen im letzten Schwangerschaftsdrittel sowie aus Abstrichen von Frauen mit diversen gynäkologischen Erkrankungen ohne Zeichen entzündlicher Veränderungen der Scheide. Ein kleinerer Teil stammt von Patientinnen mit klinisch nachgewiesenen entzündlichen Veränderungen der Scheide. Ein Drittel der Frauen zeigte dabei eine typische Standortflora, charakterisiert durch aerobe oder mikroaerophile Laktobazillen, Staphylococcus epidermidis, aerobe koryneforme Bakterien sowie strikt anaerobe Laktobazillen und Bifidobakterien. In einem weiteren Drittel fanden sich zusätzlich aerobe oder fakultativ anaerobe Bakterien. In 12.3% war die Vaginalflora mit diversen anaeroben Bakterien vergesellschaftet und in 21,7% mit einer anaerob-aeroben polymikrobiellen Besiedlung. Die Tabelle 2, die ebenfalls der Arbeit von Hammann entnommen ist, zeigt das Spektrum der aeroben Isolate: Erwartungsgemäß dominieren Enterokokken

Tabelle 1 Bakteriologische Befunde aus 212 Vaginalabstrichen (Gravidität 89, Gyn. nichtentzündl. 81, Gyn. entzündl. 41) (aus [4])

normale Flora	71	(33,5%)
normale Flora + aerobe Bakterien	68	(32,1%)
normale Flora + anaerobe Bakterien	26	(12,3%)
normale Flora + anaerobe + aerobe Bakterien	46	(21,7%)

sowie Escherichia coli, gefolgt von grampositiven Kokken, insbesondere β-hämolysierenden Streptokokken der Gruppe B, deren Rolle in der Schwangerschaft zunehmende Bedeutung erhält. In Tabelle 3 ist die Gruppe der anaeroben Isolate aus der gleichen Untersuchung dargestellt, die eine klare Dominanz der Bacteroides bivius/oralis-Gruppe

Tabelle 2 Aerobe Bakterien und Hefen aus 212 Vaginalabstrichen (aus [4])

Mikroorganismus	Anzahl der Isolate
Escherichia coli	39
Citrobacter freundii	2
Klebsiella spec.	2
Proteus mirabilis	9
Pseudomonas aeruginosa	1
Enterokokken	52
β-häm. Streptokokken	26
andere Streptokokken	5
Staph. aureus	5
Haemophilus influenzae	1
Candida spec.	18
andere Hefen	13

Tabelle 3 Anaerobe Bakterien aus 212 Vaginalabstrichen (aus [4])

Genus oder Spezies	Anzahl der Isolate
Bacteroides bivius	26
B. disiens	7
B. oralis-Gruppe	10
B. melaninogenicus	2
B. asaccharolyticus	1
B. fragilis	3
B. thetaiotaomicron	4
B. vulgatus	4
B. fragilis-Gruppe	5
B. ureolyticus	1
B. splanchnicus	1
Bacteroides spec.	14
Fusobacterium	2
nicht-klassif. gramneg. Anaerobier	10
Clostridium perfringens	1
Clostridium spec.	1
Eubacterium spec.	6
Peptococcaceae	3
nicht-klassif. grampos. Anaerobier	3

aufzeigt. Im Gegensatz zu früheren Untersuchungen anderer Arbeitsgruppen wurde Bacteroides fragilis nur relativ selten beobachtet. Ähnliches gilt auch für andere, der Darmflora zuzurechnenden Bacteroidaceen. Die bisher divergierenden Auffassungen über den Anteil von B. fragilis, dem klinisch bedeutsamsten Keim in der Vaginalflora, müssen methodischen Problemen zugeschrieben werden. Auf die zunehmende Bedeutung von Bacteroides bivius und disiens als ökologisch spezifische Bestandteile der Scheidenflora wurde auch aus mehreren anderen Arbeitsgruppen berichtet, u. a. bereits 1978 von Hill et al. [5]; Snydman et al. [14] beschreiben sie als Erreger der postpartalen Endomyometritis. Sie weisen insbesondere auf die bei 50% der untersuchten Stämme beobachtete Resistenz gegen die klassischen Antibiotika hin. In einer eigenen Untersuchungsreihe [8] bei Patientinnen mit klinisch gesicherten Zeichen einer Kolpitis wurde nach Ausschluß einer Candida-Infektion ebenfalls die auffallende Häufigkeit der B. oralis/bivius-Gruppe in Scheidensekreten beobachtet. Wir fanden diese Spezies in über einem Drittel der Fälle, ganz im Gegensatz zu B. fragilis und anderen Bacteroidaceen. Häufigste Begleitkeime in der durchweg polymikrobiellen Keimbesiedlung waren erwartungsgemäß Escherichia coli, Enterokokken und β-hämolysierende Streptokokken.

Dieser Gruppe von Patientinnen mit klinisch gesicherter Kolpitis wurde eine Gruppe von gesunden Schwangeren gegenübergestellt (Tabelle 4), die klinisch gesund erschienen und ausschließlich im letzten Trimenon der Schwangerschaft untersucht wurden: Bei dieser Gruppe von Patientinnen wurden nur in 8% der Fälle überhaupt Anaerobier gefunden [17]. B. oralis und B. fragilis fielen dabei zahlenmäßig kaum ins Gewicht. Ähnliches gilt für die Keimbesiedlung mit aeroben faktultativen Bakterien. Es darf heute als gesichert angesehen werden, daß durch den Einfluß der Schwangerschaft der Anteil der fakultativ pathogenen Keime zugunsten der normalen Scheidenflora deutlich zurücktritt. Dies entspricht auch der klinischen Erfahrung, daß bei geburtshilflichen Operationen relativ selten Weichteilinfektionen vorkommen, obwohl hierbei generell auf eine Desinfektion

Tabelle 4 Anaerobier-Isolierungen aus Vaginalsekreten (Scheidengewölbe) von 118 gesunden Schwangeren im letzten Trimenon

Mikrobiologischer Befund	Anzahl der Abstriche	%
Keime der Bacteroidens-Gruppe	8	6,7
B. oralis-Gruppe	2	
B. fragilis	2	
B. thetaiotaomicron	1	
B. melaninogenicus	1	
B. spec.	1	
Fusobacterium fusiforme	1	
Anaerobe grampositive Kokken	2	1,6
Peptococcus saccharolyticus	1	
Peptococcaceae	1	

der Scheide verzichtet wird. Auch beim Amnioninfektionssyndrom spielen anaerobe Keime nur eine relativ geringe Rolle, ganz im Vordergrund stehen dagegen Escherichia coli und grampositive β-hämolysierende Streptokokken der Gruppe B. Diese von unserer Arbeitsgruppe gemachte Beobachtung steht in Übereinstimmung mit früheren Untersuchungen von Goblerud et al. [3]. In seiner Untersuchung beobachtete er einen Rückgang der B. fragilis-Besiedlung von 20% im ersten Trimester der Schwangerschaft auf 2,6% im letzten Trimester. Drei Tage nach der Entbindung stieg ihr Anteil auf 34,8%. Es ist aus heutiger Sicht verbesserter Differenzierungsmöglichkeiten erlaubt anzunehmen, daß sich in der Gruppe von Bacteroides fragilis andere Spezies wie B. bivius und B. disiens verbergen. Dies zeigte die bereits erwähnte Studie von Snydman, aber auch unsere eigenen Untersuchungen, die wir zur Frage der Flora des Lochialsekrets im Vergleich zu Sekreten bei puerperaler Endomyometritis durchgeführt haben.

In Tabelle 5 sind die aeroben Isolierungen aus Lochialsekreten von an Endomyometritis erkrankten Wöchnerinnen im Verlauf des Wochenbetts vom 2. bis 5. Tag im Vergleich zu gesunden Wöchnerinnen dargestellt. Grundsätzlich zeigt sich in beiden Gruppen eine ähnliche Häufigkeitsverteilung, wobei Escherichia coli sowie Enterokokken eindeutig dominieren. In der Gruppe der gesunden Wöchnerinnen wurden darüber hinaus β-hämolysierende Streptokokken der Gruppe B sowie Milchsäurebakterien häufig gefunden. Diese Befunde entsprechen weitgehend den von Gibbs et al. [2] und von anderen Arbeitsgruppen gemachten Beobachtungen.

Tabelle 5 Aerobe Isolierungen aus Lochialsekreten von Wöchnerinnen mit Endomyometritis (n = 61); zum Vergleich die Ergebnisse an 44 gesunden Wöchnerinnen (nach [9])

	Anzahl der Isolierungen (in Klammern: %)					
Mikrobiologischer Befund	Endomyometritis (n = 61)			Keine Endomyometritis (n = 44)		
	insges.	2. Tag	5. Tag	insges.	2. Tag	5. Tag
Escherichia coli	36 (59)	13	23	21 (48)	12	9
Proteus vulgaris	5	2	3	2	1	1
Proteus mirabilis	9	5	4	1	1	–
Klebsiellen	2	1	1	–	–	–
Enterokokken	20 (33)	10	10	12 (27)	6	6
B-Streptokokken	4	2	2	12	7	5
Staph. aureus	3	–	3	–	–	–
Staph. epidermidis	2	1	1	11	8	3
Milchsäurebakterien	5 (8)	5	–	19 (43)	9	10

Ein deutlich unterschiedliches Bild ergibt sich bei Untersuchungen der anaeroben Keime (Tabelle 6): Im Gegensatz zu normalen Lochialsekreten dominieren bei Wöchnerinnen mit Endomyometritis die Keime der Bacteroides oralis/bivius-Gruppe, die um eine Zehnerpotenz häufiger beobachtet wurden. Im Gegensatz hierzu blieb die Häufigkeit von Bacteroides fragilis unverändert. Unterschiede fanden sich auch in dem Anteil der Peptokokken und Peptostreptokokken, die bei Endomyometritis gehäuft beobachtet wurden.

Tabelle 6 Anaerobe Isolierungen aus Lochialsekreten von Wöchnerinnen mit Endomyometritis (n = 61); zum Vergleich die Ergebnisse an 44 gesunden Wöchnerinnen (nach [9])

	Anzahl der Isolierungen; in Klammern: % Wöchnerinnen					
Anaerobierspezies	Endomyometritis (n = 61)			keine Endomyometritis (n = 44)		
	insges.	2. Tag	5. Tag	insges.	2. Tag	5. Tag
Bacteroides fragilis	15 (25%)	6	9	12 (27%)	3	9
B. oralis/B. bivius	20 (34%)	3	17	1 (2%)	–	1
B. thetaiotaomicron	6	3	3	–	–	–
B. melaninogenicus	2	–	2	3	–	3
B. vulgatus	6	–	6	2	–	2
B. splanchnicus	1	1	1	–	–	–
Bacteroides spp.	5	2	3	3	–	3
Fusobacterium fusiforme (= F. nucleatum)	3	1	2	–	–	–
Sphaerophorus necrophorus	4	2	2	–	–	–
Peptococcaceae	20 (34%)	9	11	7 (15%)	2	5
Clostridium perfringens	1	–	1	4	3	1

Signifikanz des Untersuchungsmaterials

Die gezeigten Untersuchungen zur Vaginalflora unter sogenannten physiologischen Bedingungen sowie ihre Veränderung bei der Kolpitis oder der puerperalen Endomyometritis lassen jedoch nicht die Frage nach ihrer pathogenetischen Bedeutung für eitrige, pelvine Infektionen erklären. Für ihre Beantwortung können Florastudien allenfalls als Richtschnur dienen. Unverzichtbar bleibt der Nachweis der Erreger direkt am Ort des Infektionsgeschehens, und hier stehen dem Kliniker große Hindernisse entgegen. Es ist gesichert, daß die Untersuchung von Vaginal- oder Zervixsekret nur mangelhafte Information über die Erreger der Adnexitis oder Pelveoperitonitis ergeben. Nach übereinstimmenden Untersuchungen mehrerer Arbeitsgruppen kann nur in etwa einem Drittel der Fälle eine Übereinstimmung der Befunde erwartet werden. Daher eignen sich Zervixabstriche für die diagnosische Abklärung dieser Erkrankung nur bedingt. Gesicherte mikrobiologische Befunde und damit Erkenntnisse über die Atiologie der intrapelvinen Infektionen lassen sich nur durch invasive Methoden, wie etwa die Douglaspunktion oder die Laparoskopie, erheben. Einer generellen Anwendung dieser Methoden stehen jedoch die Risiken entgegen, die mit invasiven Methoden dieser Art verbunden sind.

Gewisse methodische Einschränkungen bleiben auch bei mikrobiologischen Untersuchungen zur Endomyometritis im Wochenbett bestehen, da bei der intrazervikalen Entnahme von Untersuchungsmaterial stets die Gefahr der Kontamination durch die Vaginalflora gegeben ist. Eine sichere Aussage kann hier nur durch quantitative Analysen erreicht werden. Verwertbare Ergebnisse hierzu sind bislang in der Literatur nicht vorgelegt worden. Der transabdominale Zugang durch suprapubische Punktion des Cavum uteri, wie er von Ledger vorgeschlagen wurde, hat sich wegen der schlechten Ausbeute und der geringen Zuverlässigkeit nicht bewährt.

Ein hoher Stellenwert ist generell der blutkulturellen Untersuchung beizumessen; da jedoch nach übereinstimmenden Ergebnissen in der Literatur nur in etwa 10% aller abgenommenen Blutkulturen positive Ergebnisse zu erwarten sind, kommt diesem Verfahren in der Praxis der klinischen Medizin nur eine relativ geringe Bedeutung zu.

Klinische Bedeutung der anaeroben bzw. aerob-anaeroben polymikrobiellen Infektion

Da es nur in Einzelfällen gelingen kann, eine monoätiologische Infektionsursache nachzuweisen, kann der Beweis der Pathogenität der gefundenen Erreger in der anaerob-aeroben Mischinfektion nur indirekt geführt werden. Hierfür eignen sich besonders Therapiestudien mit ausschließlich gegen Anaerobier, oder im umgekehrten Falle ausschließlich gegen aerobe Keime, wirksamen Antibiotika. Im ersten Falle bieten sich die Nitroimidazole an, wovon Metronidazol am besten untersucht ist. Als Modell der Untersuchung eignet sich die Kolpitis. Tatsächlich haben inzwischen mehrere Untersuchungen eine hohe Effektivität der Metronidazol- oder Ornidazol-Monotherapie gezeigt [12, 18]. Dabei ist bis jetzt nicht eindeutig entschieden, ob ihr Effekt ausschließlich in der direkten Wirkung dieser Substanzen auf die Anaerobier oder in ihrer indirekten Wirkung auf mit Anaerobiern in funktioneller Beziehung stehende aerobe Keime zu suchen ist. Hierbei ist besonders die synergistische Wirkung zwischen Gardnerella vaginalis – die als Erreger der sogenannten unspezifischen, nicht eitrigen Kolpitis angesehen wird – und Bacteroides bivius von Bedeutung. Ein synergistisches Zusammenleben beider Spezies wurde von Hammann et al. nachgewiesen und würde die hohe Effektivität von Metronidazol auch bei der nicht-eitrigen, unspezifischen Kolpitis erklären. Andererseits stützt es das Konzept der eigentlichen pathogenetischen Bedeutung der Anaerobier, insbesondere der Spezies Bacteroides bivius, B. disiens und B. oralis. Untersuchungen von Spiegel et al. [15] wiesen auch nach erfolgreicher Metronidazol-Behandlung noch in einem relativ hohen Prozentsatz Gardnerella vaginalis in der Vaginalflora nach (s. Tabelle 7). Um diese Befunde richtig interpretieren zu können, bedarf es jedoch noch ausstehender quantitativer Untersuchungen.

Auch bei der puerperalen Endomyometritis wurden inzwischen mehrere Untersuchungsergebnisse mitgeteilt, die eine hohe Effektivität einer Metronidazol- oder Ornidazol-Monotherapie nachweisen [13]. Wir selbst haben unter kontrollierten klinischen Bedingungen eine Reihe von Patientinnen mit nachgewiesener Endomyometritis post partum

Tabelle 7 Bakteriologische Befunde bei unspezifischer Kolpitis im Vergleich zu Kontrollen (aus [15])

Spezies	normale Kontroll-Patientinnen (21)	unspez. Kolpitis-Patientinnen (17)	nach Metronidazol-Behandlung (9)
Bacteroides	2	13	0
Peptococcus	1	6	0
Gardn. vaginalis	11	17	5
Lactobazillen	18	4	6

Tabelle 8 Therapieeffekt einer Ornidazol-Therapie bei eitrigen gynäkologisch-geburtshilflichen Infektionen (Dosierung: 2 × 1 g/die i.v. oder oral; n = 22)

Infektionsform	n	Therapieeffekt* (in Kombination) sehr gut	mittel	schlecht
Puerperale Endomyometritis und Parametritis	6	5 (1)	–	1
Bauchdeckeninfektion	3	1	–	2
Scheidenstumpfinfektion	6	5	–	1
Pyosalpinx	5	3 (1)	2	–
Tuboovarialabszeß	2	–	2 (2)	–
gesamt	22	14 (64%)	4 (18%)	4 (18%)

* sehr gut = Entfieberung und klinische Besserung innerhalb von 3 Tagen
mittel = verzögerter Effekt
schlecht = kein Effekt

ausschließlich mit Ornidazol behandelt und eine hohe klinische Effektivität gefunden [9]. In Tabelle 8 ist das Gesamtergebnis einer Studie gezeigt, die außer den 6 Fällen mit puerperaler Endomyometritis noch 3 Fälle mit Bauchdeckeninfektionen, 6 Fälle mit Scheidenstumpfinfektionen nach Hysterektomie sowie 7 schwere eitrige Infektionen der Adnexe einschlossen. Der therapeutische Effekt einer Ornidazol-Monotherapie war besonders ausgeprägt bei der Puerperalinfektion sowie bei der Scheidenstumpfinfektion – Infektionsarten, bei denen eine spontane Drainage des Infektionsherdes per vias naturales möglich ist. Ein sehr guter Therapieeffekt wurde jedoch auch einmal bei einer Bauchdeckeninfektion sowie in drei Fällen einer Pyosalpinx beobachtet. Darüber hinaus wurde in vier weiteren Fällen ein konservativer Therapieerfolg nach längerdauernder

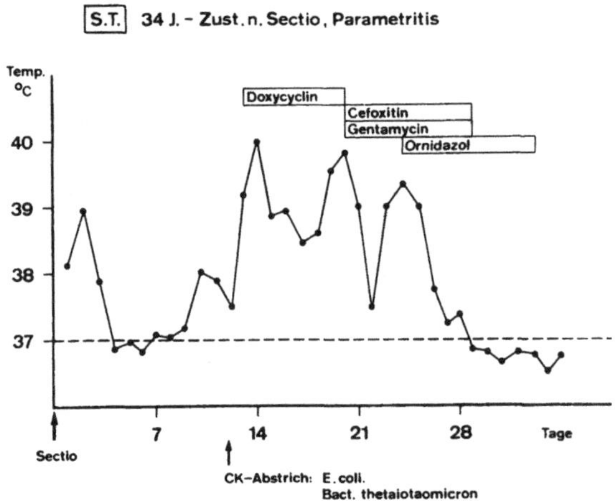

Abb. 1

Ornidazoltherapie erreicht. Diese Beobachtung ist besonders interessant im Hinblick auf die hohe Therapieresistenz solcher Erkrankungen, die gewöhnlich nur durch chirurgische Intervention behandelbar sind. Tabelle 9 zeigt die bei diesen Infektionsprozessen aus Wundabstrichen oder aus Punktaten von Eiter gewonnenen Erreger. Sie entsprechen im anaeroben Bereich dem für die endogen auftretende gynäkologisch-geburtshilfliche Infektion typischen Spektrum mit Escherichia coli, Enterokokken und anderen grampositiven Kokken. Im anaeroben Bereich wurden überwiegend Bacteroides thetaiotaomicron sowie Bacteroides oralis/bivius gefunden. B. fragilis waren nur in einem Fall einer Scheidenstumpfinfektion beobachtet worden. Die bei der fast ausnahmslos bestehenden aerob-anaeroben Mischinfektion gefundene hohe therapeutische Effektivität von Ornidazol unterstützt die Annahme eines bestehenden Synergismus bzw. symbiotischen Zusammenwirkens beider Bakerienarten.

Am eindrucksvollsten läßt sich der Nachweis der pathogenen Bedeutung von Anaerobiern im aerob-anaeroben Mischgeschehen durch Einzelfallanalysen belegen. Hierzu sei zum Abschluß eine Kasuistik geschildert (Abb. 1): Bei einer 34jährigen Patientin war im Anschluß an eine Sectio caesarea eine massive Parametritis mit breiter Infiltration des Parametriums bis zur Beckenwand aufgetreten. Die klinische Infektion trat erstmals am

Tabelle 9 Erregerspektrum und Infektionsformen bei 22 Patientinnen mit gynäkologisch-geburtshilflichen Genitalinfektionen

Erregerspektrum	Isolierungen	Infektionsformen	n
aerob			
E. coli	11	Endomyometritis	
Enterokokken	7	und Parametritis	
Staph. epideremidis	6	post partum	6
häm. Streptokokken	2		
Proteus	2	Bauchdeckeninfektion	3
Klebsiellen	1		
Staph. aureus	1	Scheidenstumpfinfektion nach	
B-Streptokokken	1	Hysterektomie	6
		Pyosalpinx	5
anaerob			
Bact. thetaiotaomicron	5	Tuboovarialabszeß	2
Bact. oralis/bivius	4		
Bact. fragilis	1		
Bact. spec.	3		
F. fusiforme	1		
Peptococcaceae	6		
mikroaeroph. Kokken	1		

1. postoperativen Tag in Erscheinung. Ein zervikaler Abstrich ergab einige Tage später die Diagnose Bacteroides thetaiotaomicron. Da eine Penicillin-Allergie bei der Patientin vermutet wurde, wurde zunächst ohne Kenntnis der mikrobiologischen Ergebnisse mit einem Tetracyclin behandelt, ohne daß die Infektion eindeutig gebessert werden konnte. Schließlich erfolgte die Umstellung auf eine Kombination von Cefoxitin und Gentamicin. Hier kam es nur zu einer kurzfristigen Entfieberung. Unter Kenntnis der mikrobiologischen Befunde wurde schließlich mit Ornidazol zusätzlich behandelt. Erst unter diesem Therapieschema kam es zur raschen und prompten Entfieberung mit völliger Ausheilung. Auch wenn aus heutiger Sicht der Einsatz eines Nitroimidazol-Präparates sehr spät erfolgte und auch die primäre Wahl eines Tetracyclins zur Diskussion gestellt werden kann, läßt dieser Fall doch in eindrucksvoller Weise die hohe klinische Effektivität von Nitroimidazol und damit auch den indirekten Beweis der pathogenen Bedeutung des gramnegativen anaeroben Erregers verdeutlichen.

Literatur

[1] Finegold, S. M.: Anaerobic Bacteria – Human Disease. Academic Press, New York, 1977.

[2] Gibbs, R. S. et al.: Puerperal endometritis, a prospective microbiologic study. Am. J. Obstet. Gynec., *121* (1975), 919.

[3] Goblerud, C. P. et al.: Aerobic and anaerobic flora of the cervix during pregnancy and puerperium. Am. J. Obstet. Gynec., *126* (1976), 858.

[4] Hammann, R.: A reassessment of the microbial flora of the female genital tract, with special reference to the occurrence of Bacteroides species. J. Med. Microbiol., *15* (1982), 293–302.

[5] Hill, G. B. et al.: Bacteroides bivius, Bacteroides disiens and other anaerobic gram negative bacilli in the vaginal flora of premenopausal women. Abstract presented at the annual meeting of the American Society for Microbiology (1978).

[6] Hirsch, H. A.: Vorkommen und Bedeutung anaerober Keime in Gynäkologie und Geburtshilfe. Geburtsh. Frauenheilk., *38* (1978), 170–173.

[7] Holdeman, L. V., J. L. Johnson: Bacteroides disiens sp. nov. and Bacteroides bivius sp. nov. from human clinical infections. Int. J. Syst. Bacteriol., *27* (1977), 337–345.

[8] Lang, N. et al.: Occurrence of bacteroidaceae in vaginal secretions of healthy pregnant women and patients with colpitis. Infection, Suppl. 2 (1980), 134.

[9] Lang, N. et al.: Neue Möglichkeiten der Behandlung „therapieresistenter" Genitalinfektionen mit Ornidazol. Arch. Gynecol., *232* (1981), 752.

[10] Ledger, W. J.: Anaerobier-Infektionen in Gynäkologie und Geburtshilfe. Geburtsh. Frauenheilk., *38* (1978), 174–176.

[11] Levison, M. E. et al.: Quantitative microflora of the vagina. Am. J. Obstet. Gynecol., *127* (1977), 80–85.

[12] Pheifer, T. A. et al.: Nonspecific vaginitis. Role of Haemophilus vaginalis and treatment with metronidazole. N. Engl. J. Med., *298* (1978), 1429–1434.

[13] Platt, L. D. et al.: The role of anaerobic bacteria in postpartum endomyometritis. Am. J. Obstet. Gynecol., *135* (1979), 814–817.

[14] Snydman, D. R. et al.: Bacteroides bivius and Bacteroides disiens in obstetrical patients: clinical findings and antimicrobial susceptibilities. J. Antimicrob. Chemother., *6* (1980), 519–525.

[15] Spiegel, C. A. et al.: Anaerobic bacteria in nonspecific vaginitis. N. Engl. J. Med., *303* (1980), 601–607.

[16] Thadepalli, H.: Anaerobic infections of the female genital tract. Scand. J. Infect. Dis., *19* (1979), 80–91.

[17] Werner, H. et al.: Epidemiology of anaerobic infections of the female genito-urinary tract, and preliminary results of therapy with erythromycin. Curr. Med. Res. Op. *5* (1978), 52–55.
[18] Werner, H. et al.: Zur Häufigkeit und pathogenetischen Bedeutung von Anaerobiern bei Kolpitis. Arch. Gynecol., *228* (1979), 620–621.

Zusammenfassung der Diskussionen

Blutkulturdiagnostik

Vogel, Trier: Stimmt die Aussage der Fa. Becton Dickinson, daß anaerobe Blutkulturen nur schlecht oder überhaupt nicht anwachsen, wenn sie geschüttelt werden?

Wüst, Zürich: Bei uns kommen die Blutkulturen schon sehr geschüttelt an, bis sie bei uns sind. Sie haben allerdings meistens eine recht lange Geschichte hinter sich und sind meistens einen Tag alt. Wir machen eine erste, routinemäßige aerobe, nicht anaerobe, Subkultur aus der anaeroben Flasche am ersten Tag, wenn die Blutkulturen kommen. Nachher werden die Blutkulturen sieben Tage lang beobachtet, und dann nehmen wir sie heraus; wir schütteln sie dabei nicht gerade durch; ich glaube, dadurch zerstören Sie dieses Mikroklima nicht, so daß die Anaerobier dann weiterwachsen können.

Werner, Bonn: Darf ich mich vielleicht in die Diskussion auch einschalten? Hinter dieser Beobachtung sehe ich ein großes Problem. Herr Wüst hat die Schwierigkeit, Anaerobier in Flüssigmedium zu züchten, ja auch angesprochen, als er darauf aufmerksam machte, wie wichtig die anaerobe Primärkultur ist, nämlich das Beimpfen von Platten mit dem Originalmaterial. Was nun Blutkulturen betrifft, sehe ich immer die Schwierigkeit, daß in Kubitalvenenblut, auch bei anaerob septikämischen Patienten, nur vergleichsweise wenige Bakterien in den wenigen Milliliter Blut sind. Und wenn man seine Laborerfahrung superponiert, die etwa besagt, daß Keime der Bacteroides melaninogenicus-Gruppe erst in Anaerobier-Flüssigmedien von inokulierten Keimzahlen oberhalb von 10^5 anwachsen, dann kann man verstehen, warum es bei anaeroben Blutkulturen und bei Anaerobiersepsis noch eine hohe diagnostische Dunkelziffer gibt. Und aus diesem Grunde ist ein positiver Effekt dadurch vorstellbar, daß man auch in einem großen Volumen von scheinbar physikalisch-chemisch einheitlichem Flüssigmedium den inokulierten, wenigen Anaerobiern quasi ein Beieinander ermöglichen sollte, damit sie sich ihr Redoxmilieu zum zunderartigen Beginn des Wachsens und Weiterwachsen selber schaffen. Ich glaube, daß unsere Blutkulturtechniken für einen angemessenen Nachweis von Anaerobier-Bakteriämien und -Septikämien immer noch zu schwach sind.

Differenzierung der Bacteroidaceae

Vogel, Trier: Nach Esser lassen sich Bacteroidaceae bis zur Gattungsebene mit Antibiotikatestblättchen differenzieren, zumindest läßt sich ein Anhalt gewinnen. Was halten Sie von diesem Schema?

Wüst, Zürich: Das ist eine Arbeit, die auf Sutter und Finegold aus dem Jahr 1971 zurückgeht. Es gibt eine Anzahl Plättchen, die nicht zur Resistenzprüfung geeignet sind. Sie erhalten keine Resistenzprüfung, sondern es geht darum: Hemmhof – ja oder nein? Dann können Sie eine grobe Differenzierung vernehmen, aber wirklich nur eine grobe. Sie können einfach sagen „Bacteroides fragilis-Gruppe", vielleicht noch „Bacteroides melaninogenicus-Gruppe". Aber wir haben gestern gesehen, daß aus der Bacteroides-melaninogenicus-Gruppe jetzt ungefähr zehn Spezies geworden sind, hier kann auf diese Art nicht weiter differenziert werden. Sidney Finegold propagiert sie immer noch. Es ist sicher eine Methode, die nur eine grobe Benennung der Keime zuläßt, aber keine genaue. Es ist vielleicht fast dasselbe dazu zu sagen wie zu Minitek und vergleichbaren Systemen, die haben einfach relativ viele Fehler und geben lediglich grobe Hinweise.

Gasbrand – Diagnostik und Therapiemaßnahmen

Erttmann, Kiel: Beim Gasbrand ist es sehr wünschenswert, daß die enge Zusammenarbeit mit dem Mikrobiologen am Krankenbett stattfindet – insbesondere, da durch Flugtransport in bestimmte Behandlungszentren große Kosten verursacht werden können. Das ist sicher in großen Zentren möglich, sicher nicht im Kreiskrankenhaus. Aus diesem Grunde empfehlen wir aus klinischer Sicht den Kreiskrankenhäusern, die Zuweisung in die Klinik bei Gasbrandverdacht ausschließlich von der klinischen Verdachtsdiagnose abhängig zu machen und dann den Transport in ein Gasbrandzentrum zu veranlassen, ohne eine Zeitverzögerung eintreten zu lassen, insbesondere nicht durch weitergehende mikrobiologische Untersuchungen. Man soll die mikrobiologische Untersuchung nicht abwarten, bis man spezifisch therapeutisch oder organisatorisch tätig wird.

Caselitz, Hamburg: Selbstverständlich trägt die Verantwortung der behandelnde Arzt, auch für die Dauer. Sie haben gehört, daß wir auch mit dem Kreiskrankenhaus Pinneberg zusammenarbeiten. Wir betreuen ungefähr 2000 Betten, 1100 Betten gehören zum Allgemeinen Krankenhaus Altona. Dieser Fall, den ich geschildert habe, mit der Cl. bifermentans-Infektion, ist zur hyperbaren Sauerstofftherapie nach Kiel verlegt worden. Er war in unserem Krankenhaus sofort ordnungsmäßig chirurgisch versorgt und mit Antibiotika behandelt worden. In Kiel sagte man: „Was wollen Sie mit diesem Fall hier? Wir brauchen ihn nicht mehr." Man hat den Patienten zurückgeschickt. Der Mann wurde gerettet. Er mußte zwar exartikuliert werden, aber die Infektion konnte beherrscht werden. Selbstverständlich können Sie nicht auf die Isolierung des Erregers warten, das wäre ein Kunstfehler. Ich habe auch gesagt, es handelt sich nur um eine unterstützende Maßnahme für den klinischen Kollegen, und es ist natürlich für ihn wichtig zu wissen, wenn es knistert, wie das mikroskopische Bild aussieht. Ich halte von dem Originalpräparat bei der anaeroben Myonekrose persönlich sehr viel.

Erttmann, Kiel: Wenn ich noch dazu etwas sagen darf? Sie haben eben erwähnt, daß der Patient initial chirurgisch radikal versorgt worden ist und damit sein Leben gerettet wurde. Gerade die Gasbrandzentren, die die Möglichkeit einer hyperbaren O_2-Therapie haben, streben doch eher nicht die radikalen Maßnahmen an, d. h. durch Amputation der betreffenden Extremität vollständige Beseitigung der Gesamterkrankung oder des Herdes. Wir versuchen vielmehr zunehmend – insbesondere bei jungen Menschen, die möglicherweise eine bessere Prognose haben, weil sie nicht durchblutungsgestört sind – organerhaltend, extremitätenerhaltend vorzugehen und haben deshalb ein anderes Therapieschema. Primär wird nicht chirurgisch vorgegangen sondern zunächst hyperbare O_2-Behandlung in drei Sitzungen durchgeführt. Nach diesen drei Sitzungen der hyperbaren O_2-Therapie können wir chirurgisch-makroskopisch die Demarkation zwischen nekrotischem Gewebe und vitalem Gewebe besser ausmachen und somit möglicherweise die Amputationsgrenze nach distal verschieben oder insgesamt ein extremitätenerhaltendes Vorgehen wählen.

Caselitz, Hamburg: Ich darf ganz kurz dazu sagen: Es ist Ihnen nicht entgangen, daß der Mann am Oberschenkel amputiert wurde aufgrund eines Gefäßverschlusses, und daß es danach zur anaeroben Myonekrose kam? Ich wollte nur sagen, er war amputiert worden. Aber wissen Sie, man sollte wirklich – und das muß ich als Mikrobiologe sagen – die chirurgischen Maßnahmen nicht unterschätzen; sie sind die wichtigsten meiner Ansicht nach.

Nachweis von Toxin bei Gasbrand

Peters, Köln: Hat es einen Sinn, aus dem Serum von Gasbrand-Patienten den Nachweis von Cl. perfringens-Toxin durchzuführen? Können Sie einmal grundsätzlich zur Möglichkeit, Nützlichkeit oder besser Unsinnigkeit dieses Nachweises Stellung nehmen?

Caselitz, Hamburg: Ich muß dazu sagen, ich habe keine persönlichen Erfahrungen, denn wir sehen unsere Aufgabe darin – und ich betone das noch einmal –, unterstützend so schnell wie möglich einzugreifen, und das wird bei der anaeroben Myonekrose immer das Originalpräparat sein. Wir führen, glaube ich, heute auch keine Serumtherapie mehr durch, sondern arbeiten chirurgisch-antibiotisch. Ich habe keine Erfahrung hinsichtlich des Toxinnachweises bei anerober Myonekrose. Denkbar wäre eine derartige Methode. Aber ich muß Ihnen sagen: Der Toxingehalt des Serums ist sicherlich sehr unterschiedlich. Ich habe 1960 mit Prévot diskutiert, ob es überhaupt möglich ist, bei Botulismus Toxin im Serum des Patienten nachzuweisen. Er hat es abgelehnt, aber wir haben es verschiedentlich nachweisen können und Erfahrungen gesammelt. Die Methode arbeitet bei Botulismus gut. Der Toxinnachweis im Serum ist natürlich, was den Verlauf des klinischen Falles anbetrifft, ein schlechtes Zeichen. Aber inwieweit bei Cl. perfringens-Infektionen diese Methode arbeitet, kann ich Ihnen nicht sagen. Ich weiß auch nicht – entschuldigen Sie bitte die etwas saloppe Ausdrucksweise –, worin der „praktische Nährwert" liegen sollte.

Endogene Entstehung von Gasbrand

Schürmann, Kassel: Clostridien-Infektionen sind exogene Infektionen. Können sie auch bei abwehrgeschwächten Patienten, z. B. durch Darmimmobilität, per Durchwanderung endogen entstehen?

Caselitz, Hamburg: Selbstverständlich finden wir bei einer Peritonitis oder Darmperforation im Rahmen der Fäkalflora auch Cl. perfringens. Aber Sie haben nicht das Bild einer echten myonekrotischen Clostridien-Infektion. Es handelt sich um eine Mischinfektion. Die Clostridienstämme werden im allgemeinen durch die sofortige antibiotische Therapie gut erfaßt. Ich will nicht sagen, daß Clostridien bei Mischinfektionen keine Rolle spielen, aber sie sollten nicht überschätzt werden. Nachweisen können Sie bei einer Peritonitis auch Cl. perfringens, aber der Keim stammt aus den Faezes.

Gnotobiologie/Pseudomonas

Kolokythas, Schweinfurt: Wird durch die Dekontamination Pseudomonas aeruginosa angereichert?

Haralambie, Essen: Unter den Bedingungen der Isolation und Dekontamination haben wir keine Probleme mit Pseudomonas. Wir haben Probleme bei der Behandlung von Leukämie-Patienten in den offenen Stationen. Unter der Dekontamination allein können wir auf offenen Stationen eigentlich eine Pseudomonas-Infektion nicht verhüten. Bei Patienten, die isoliert sind, wie wir es bei den Knochenmark-Transplantierten machen, und wenn wir eine möglichst vollständige Dekontamination anstreben, haben wir keine Probleme mit Pseudomonas.

Vor allen Dingen in der amerikanischen Literatur wird sehr viel über Pseudomonas geschrieben. Wir haben es jetzt in letzter Zeit auf den offenen Stationen beobachten können, wo die Patienten zu zweit in einem Zimmer liegen und eine strikte gnotobiotische Überwachung nicht betrieben wird. Wir machen es bei der Knochenmarktransplantation so, daß wir praktisch drei Phasen haben: Eine vorbereitende Phase, wo wir einmal den gnotobiotischen Status des Patienten erfassen. Hat er Pseudomonaden oder Klebsiellen in hohen Keimzahlen, wird zuerst behandelt; es wird auch der Zahnstatus untersucht; es wird nach Pilzen gesehen. Diese Patienten werden nicht transplantiert – wenn Zeit ist –, bis sie saniert sind. Dann kommt die Bestrahlung und die Transplantation; das ist eine sehr gefährdete Zeit für den Patienten, wo aber die strikte Isolierung und Infektionsprophylaxe den Behandelnden, den Schwestern und den Pflegern sehr bewußt ist, so daß die gnotobiotische Überwachung sehr eng ist. Bakteriologisch überwachen wir mindestens zweimal in der Woche diese Patienten; Rachen und Vagina, Stuhl und Urin werden untersucht, so daß auftretende Keime sofort gemeldet und dann auch sofort therapiert werden können.

N. N.: Sollen bei der präoperativen Dekontamination des Darmes nur die Anaerobier erfaßt werden, oder ist das Spektrum prä- oder perioperativ zu erweitern?

Haralambie, Essen: Natürlich ist es besser, man hat vorher einmal den Status untersucht, um zu sehen: Haben wir bei diesem Patienten Klebsiellen bis 10^7 im Stuhl? Haben wir Pseudomonaden in dieser hohen Keimzahl oder Clostridien, die möglicherweise eine Rolle spielen könnten? Oder ist die physiologische Bifidus-Flora gänzlich verschwunden? Bei der Therapie, die dann eingesetzt werden sollte, sollte dann das Resistogramm der bei dem Patienten nachgewiesenen Keime beachtet werden. Eine pauschale Therapie kann manchmal gutgehen, manchmal ins Auge gehen. Pauschale Empfehlungen sind für Kreiskrankenhäuser gemacht worden, wo eine genaue Untersuchung nicht möglich ist.

Peters, Köln: Welches Schema wird *a.* zur selektiven und *b.* zur totalen Dekontamination verwendet?

Haralambie, Essen: Wir nehmen z. Z. zur totalen Dekontamination Gentamicin oral, bei der selektiven nehmen wir natürlich Amphotericin B, da haben wir das Schema, das wir vor der Bestrahlung bereits beginnen. Wir beginnen auch mit Trimethoprim/Sulfamethoxazol vor der Bestrahlung, das ist auch wirksam gegen Pneumocystis carinii. Das wird aber unterbrochen und weitergeführt mit Gentamicin und Lincomycin oral. Bei der selektiven Dekontamination verwenden unsere Kliniker Trimethoprim/Sulfamethoxazol, kombiniert auch mit Colistin, je nach Keimsituation des Patienten und der Wirksamkeit des Mittels.

Schürmann, Kassel: Ich hätte gerne gewußt, ob der gnotobiotische Status nun repräsentativ ist oder nicht: Wie einwandfrei muß die Probeentnahme sein? Nehmen Sie invasiv ab, oder ist das Material per vias naturales gewonnen?

Haralambie, Essen: Per vias naturales.

Resistenzmechanismen bei Anaerobiern

Peters, Köln: Ist der Mechanismus bekannt, warum Latamoxef gegenüber B. fragilis wirksam ist, aber unwirksam gegenüber B. thetaiotaomicron? Gelangt die Substanz nicht zu den Penicillin-Bindeproteinen, oder handelt es sich um ein Phänomen wie bei Enterobacter cloacae und Cehotaxim, wo es nur zur Anlagerung an eine Betalaktamase kommt, aber nicht zur Hydrolyse?

Krasemann, Wuppertal: Bei den normalen Stämmen ist es sicher kein enzymatischer Effekt. Bacteroides thetaiotaomicron ist in Bonn auf Enzyme untersucht worden und zwar mit all den Tricks, die man anwenden kann, um Zellen aufzuschließen und zu „mißhandeln". Es lassen sich keine inaktivierenden Enzyme nachweisen. Nur die eine Arbeit in Lancet 1981 berichtet eben nicht von B. thetaiotaomicron, sondern von 3 oder 4 B. fragilis-Stämmen, isoliert unter langfristiger Therapie, die Latamoxef enzymatisch inaktiviert haben. Dieses Enzym ließ sich durch Clavulansäure eindeutig hemmen, so daß da ein Bezug hergestellt ist. Aber B. thetaiotaomicron-Resistenz ist primär ein anderer Mechanismus.

Werner, Bonn: Es gibt eine neuere amerikanische Arbeit, die in einem etwas skurrilen Titel sagt: Über den Zusammenhang von Indolbildung und starker Antibiotika-Resistenz bei Bacteroides. Damit ist B. thetaiotaomicron gemeint; das ist ja die indolpositive Spezies. Der Titel ist schlimm, denn Indol und Resistenz, das hat nichts miteinander zu tun.

Phillips, London: Gibt es eine Parallele zwischen B. fragilis, der eine chromosomale Cephalosporinase produziert, und den Enterobacter- und Pseudomonas-Stämmen, die nur eine geringe Enzymaktivität aufweisen und die während der Behandlung eines individuellen Patienten hoch resistent werden, weil sie große Mengen Betalaktamase produzieren? In einer klinischen Studie ist über einen B. vulgatus-Stamm mit Resistenzentwicklung unter der Therapie berichtet worden.

Krasemann, Wuppertal: Bezüglich der Bacteroides-Arten sind noch keine derartigen Untersuchungen durchgeführt worden.

Otten, Wuppertal: Ein Plasmidtransfer findet zwischen Bacteroides und E. coli statt. Ist es möglich, die resistenzepidemiologischen Untersuchungen mit dem schneller wachsenden E. coli durchzuführen und dann auf Bacteroides zu schließen?

Krasemann, Wuppertal: Es ist überaus schwierig, wenn nicht unmöglich, im Einzelfall nachzuweisen, welches Plasmid wo gehaftet hat und wo hingelangt ist. Nur im Labor unter kontrollierten Bedingungen kann dies gelingen.

Werner, Bonn: Bacteroides sind generell nicht große Plasmid-Resistenzkönner; man sieht das daran, daß sehr viele der Plasmide kryptisch sind. Das zeigt schon, daß das, was Bacteroides und E. coli machen, nur ganz partiell überlappen kann.

Unspezifische Vaginitis, Vaginose

Krämer, München: Sind bei der Vaginose Untersuchungen auf Chlamydien durchgeführt worden?

Phillips, London: Ja, eine der Patientinnen, die ich gezeigt habe, hatte Chlamydien. Wir haben auf Mykoplasmen und Chlamydien untersucht, einschließlich aller anderen Pathogene wie Trichomonas usw. Wir haben bei der Bewertung die häufigen, üblichen Keime ausgeschlossen und dann bei den Chlamydien keinen Unterschied festgestellt; die Chlamydien waren vorher und hinterher da und schienen mit der Erkrankung der Patientin nichts zu tun zu haben. Es gab immer noch Chlamydien, wenn wir mit Metronidazol behandelten und die Patientin wirklich auch geheilt wurde.

N. N.: Wie läßt sich die erfolgreiche Behandlung der Vaginose mit Metronidazol bei der geringen In-vitro-Empfindlichkeit von Gardnerella vaginalis erklären?

Phillips, London: Es gibt zwei Möglichkeiten: Es ist erstens nachgewiesen worden, daß ein Metabolit von Metronidazol, der Hydroxy-Metabolit, sehr viel aktiver gegen Gardnerella ist als die unveränderte Substanz; und die zweite Möglichkeit ist, daß Gardnerella mit der Erkrankung nichts zu tun hat, daß man nämlich die Anaerobier behandelt und Gardnerella verschwindet, weil sie sich nicht mehr wohlfühlt.

N. N.: Holmes aus Seattle hat darauf hingewiesen, daß es zu einer synergistischen Kombination zwischen Gardnerella und Bacteroides kommen kann; es besteht daher der Verdacht, daß Gardnerella ein Pathogen sein kann. Es hängt aber auch von einem Produkt ab, das von Bacteroides gebildet wird. Wenn Bacteroides zerstört wird, fehlen Nahrungsfaktoren, die Gardnerella zum Überleben benötigt. Die von Ihnen erwähnte Tatsache ist wichtig, daß wir auch die anaeroben Keime mitbehandeln müssen. Bis vor zehn Jahren besagte die chirurgische Literatur, daß die aeroben Bakterien wichtiger sind als die anaeroben, und wenn man anaerobe Keime der Luft aussetzte, dann könnte man die Krankheit heilen; das war die ehemalige Meinung. Die anaeroben Erreger können aber durch ihr Kapselmaterial die Phagozytose der aeroben Bakterien hemmen; wenn man nur die Anaerobier mit Metronidazol oder anderen Mitteln zerstört, dann werden die Phagozyten die Aerobier abtöten können.

Phillips, London: Ja, das stimmt schon. Hier gibt es mehrere Punkte: diese Hemmsubstanzen und die Möglichkeit, daß sie miteinander rivalisieren. Metronidazol wird außerdem metabolisiert, so daß es gegen Anaerobier und Aerobier wirken kann. Es gibt eine Reihe von Möglichkeiten, aber es sollte kein Zweifel darüber bestehen, daß mit reinen antiaeroben Chemotherapeutika keine Wirkung eintritt. Der erste Fall, den ich in diesem Zusammenhang gesehen hatte, war eine gynäkologische Patientin nach Hysterektomie; sie bekam Ampicillin in ausreichender Dosierung und entwickelte eine Bacteroides-Septikämie, die nicht beherrscht werden konnte. Die Erreger befielen dann Pleura und Lunge; die Patientin hatte schließlich ein doppelseitiges Empyem ausschließlich mit Bacteroides. Ich habe keinen Zweifel, daß da irgend etwas nicht stimmte; dagegen muß man etwas tun. Man kann in vielen Fällen sich „durchmogeln“, aber manchmal sieht man auch solche schweren Infektionen.

N. N.: Sollte bei der unspezifischen Vaginitis eine Partnerbehandlung durchgeführt werden, da das Sperma des Partners häufig Grund für das Rezidiv sind?

Phillips, London: Ja, ich stimme dieser Aussage zu. Ich sagte ja, wir müssen mehr wissen über die Epidemiologie. Es ist schwierig, diese Keime vom Partner zu isolieren, aber wenn man beide behandelt, bekommt man sehr oft ein besseres Ergebnis, als wenn man nur die Frau behandelt.

Technik der transtrachealen Aspiration

Schreiner, Bergen: Es wird zwischen der Cartilago cricothyreoidea und der Cartilago thyreoidea eingestochen. Dort befindet sich eine kleine Sehnenplatte, die man mühelos bei Männern palpieren kann, auch bei Frauen ist es gar nicht so schwierig. Dort wird mit einer Nadel eingestochen, in der sich ein Katheter befindet, und wenn man durchgestochen hat, wird der Katheter ein wenig nach vorne geschoben, ungefähr 2 cm. Es werden wenige Milliliter physiologische Kochsalzlösung eingespritzt und danach kräftig aspiriert. Damit haben Sie Ihre Probe. Die Technik ist sehr leicht und sehr schnell erlernt, und sie ist wirklich selten ein Problem. Bei adipösen Patienten und bei Strumen kann es natürlich Schierigkeiten geben, aber sonst fast niemals. Und die Komplikationen bei uns – wir haben ungefähr 1500 Punktionen gemacht – sind eigentlich sehr gering, lediglich kleine Blutungen. Also, Sie bekommen danach immer ein bluttingiertes Sputum, das dauert einige Minuten bis ein paar Stunden, und manchmal kommen auch subkutan Blutungen vor. Aber sonst haben wir keine Komplikationen gehabt. Aber wir achten darauf, daß wir vor dem Eingriff immer Atropin verabreichen. Das soll bei jeder Manipulation des Kehlkopfes sehr wichtig sein, um eine Vagotonie zu vermeiden.

Therapie bei Anaerobier-Infektionen der Lunge

Peters, Köln: Ist bei Anaerobier-Infektionen oberhalb des Zwerchfells Penicillin tasächlich das Mittel der Wahl?

Werner, Bonn: Man sollte das hier allgemein zur Debatte stellen. Vielleicht ein paar Hinweise, wie das klinisch auch ausschauen kann: Es mag davon abhängen, wo der Patient mit dieser Diagnose dann anschließend liegen soll. Basisregeln zur Aufrechterhaltung der Bedeutung der Penicillin-Therapie sind ja manchmal in unseren Kliniken dann nicht einhaltbar. Man denke nur an die Frage, ob ein Verkehrsverletzter Penicillin G bekommen sollte, weil man z. B. an Gasbrand denkt; der Intensivmediziner, der den Patienten übernimmt, muß aber im übrigen an seine kleinraumepidemiologische Situation auf der Intensivstation denken und die Bedrohung durch dann hospitalerworbene Atemwegsinfektionen bedenken. Und schon gibt es hier zunächst einmal widerstrebende Intentionen. Da ist die Regel Penicillin G, und ich nehme den Patienten, nachdem die Chirurgen ihn versorgt haben, aber auf meine Hospitalismus-involvierte Intensivstation. Ich will damit nicht sagen, daß das immer das Problem bei den anaeroben Lungeninfektionen ist, es könnte aber durchaus eine Rolle spielen. Die Frage beinhaltet auch: Wie häufig kommt es nicht doch vor, daß dann anaerobe oder aerobe Betalaktamase-Bildner Probleme machen.

Aber nach diesem Exkurs möchte ich die Frage nochmals an Sie zurückgeben, Herr Schreiner, ob Sie bestätigend oder etwas relativierend aufrechterhalten wollen, daß bei anaerober Lungeninfektion Penicillin G in der Regel das Therapeutikum der ersten Wahl sein sollte.

Schreiner, Bergen: Ja, ich muß mit dieser theoretischen Überlegung einverstanden sein, doch kenne ich keine publizierte Serie von solchen anaeroben Infektionen, in der sich Penicillin nicht als wirksam erwiesen hätte.

Brook, Bethesda: In der Zeitschrift „Annals of Internal Medicine“ ist zu Beginn dieses Jahres eine Studie erschienen, bei der jeweils 20 Patienten mit Lungeninfektionen in den USA mit Penicillin oder mit Clindamycin behandelt wurden. Diese Studie zeigte wesentlich günstigere Resultate für die Clindamycintherapie, die auch Betalaktamase-produzierende Anaerobier erfaßt. Die Studie wurde allerdings in demselben Heft von Bartlett und Gorbach kritisiert, da bei den Erregern kein Betalaktamasenachweis geführt wurde und die Patienten in zahlreichen Kliniken behandelt wurden; es ist sonst unmöglich, innerhalb von 2 Jahren 40 Patienten zu erfassen. Diese Studie zeigt zum ersten Mal eine Überlegenheit für Clindamycin bei der Aspirationspneumonie, während Bartlett und Gorbach 1975 im JAMA berichtet haben, daß sich zwischen diesen beiden Therapieformen keine Unterschiede nachweisen lassen. Aber Bacteroides melaninogenicus zeigt erst in den letzten zehn Jahren zunehmend die Fähigkeit, Betalaktamase zu produzieren. Wir haben festgestellt, daß während einer 10tägigen Behandlungsdauer mit Penicillin bei den Patienten Betalaktamase-produzierende Bacteroides-Stämme auftreten können. Als wir uns vor 7 Jahren mit Aspirationspneumonie beschäftigt haben, haben wir leider nicht nach Betalaktamasen gesehen, aber ich bin sicher, daß heute bei einer derartigen Studie zahlreiche enzymbildende Stämme gefunden würden.

Schreiner, Bergen: Würden Sie heute – im Hinblick auf diese Daten – einen Lungenabszeß vorzugsweise mit Clindamycin therapieren?

Brook, Bethesda: Es hängt von dem Patienten ab. Wenn ein Patient von zu Hause mit einem nicht diagnostizierten Lungenabszeß kommt, der vielleicht seit 2 oder 3 Wochen besteht und nicht therapiert wurde, dann würde ich keine Bedenken haben, Penicillin einzusetzen; es wäre unwahrscheinlich, daß ein Betalaktamase-produzierender Bacteroides beteiligt ist. Wenn der Patient aber schon Penicillin erhalten hat oder andere im Krankenhaus übliche Antibotika, dann ist die Wahrscheinlichkeit für einen Betalaktamase-bildenden Stamm hoch. Das läßt sich durch eine transtracheale Aspiration innerhalb von 2–4 Tagen klären.

In einer solchen Situation würde ich Clindamycin oder Metronidazol oder eine andere Substanz einsetzen, die durch die Anaerobier-Betalaktamasen nicht inaktiviert wird.

Peters, Köln: Noch eine kleine Anmerkung: Man sollte nicht vergessen, daß gerade bei bestimmten Aspirationspneumonien auch an Staphylococcus aureus zu denken ist.

Werner, Bonn: Ist das nicht vielleicht auch einer der Gründe, warum in klinischen Auswertungen von Lungeninfektionen Clindamycin immer so gut abschneidet. Da könnte ja auch die Anti-Staphylococcus-Wirkung im Spiele sein.

Pelz, Freiburg: Gibt es einen Zusammenhang zwischen Lungenabszeß bzw. -empyem und dem Vorliegen einer Parodontose? Bei Parodontose-Patienten sind nach unseren Untersuchungen die Keimzahlen von Bacteroides melaninogenicus und Fusobacterium nucleatum in den Zahntaschen besonders hoch.

Schreiner, Bergen: Wir haben bei dieser retrospektiven Untersuchung nicht auf Parodontosen geachtet. Natürlich sind Aspirationspneumonien besonders bei Patienten mit Zahnfleischerkrankungen bedrohlich.

Anaerobier bei zystischer Fibrose

Peters, Köln: Warum findet man häufig Anaerobier bei Kindern mit Bronchiektasien aber nur selten bei zystischer Fibrose?

Brook, Bethesda: Es ist interessant, daß Sie diese Frage hinsichtlich der zystischen Fibrose stellen. Wir haben die zystische Fibrose untersucht, und wir haben auch nach Anaerobiern gesucht. Das wurde vor einigen Monaten im „European Journal of Respiratory Diseases“ veröffentlicht. Wir haben bei 8 Kindern mit zystischer Fibrose transtracheale Aspirationen durchgeführt. Es war sehr schwierig, denn bei transtrachealer Aspiration und zystischer Fibrose hat man ja sehr viele Ängste. Es ist interessant, daß in dieser kleinen Serie 3mal Anaerobier zu beobachten waren, manchmal gemischt mit Pseudomonas. Wenn Bacteroides mit Pseudomonas gemischt ist, dann führt das zu obstruktiven Erkrankungen. Es ist also nicht ganz klar, ob Anaerobier nicht doch eine Rolle bei der zystischen Fibrose spielen. Es kann durchaus der Fall sein, da sie zu der Erkrankung mit Pseudomonas beitragen. Häufig werden zystische Fibrosen mit Substanzen behandelt, die wirksam gegen Anaerobier sind. Häufig, zumindest in den USA, wird Chloramphenicol gegeben, und Chloramphenicol ist gegen Anaerobier wirksam: es könnte durchaus der Fall sein, daß die Kinder darauf ansprechen. Piperacillin und Mezlocillin wurden bei uns für diese Erkrankung eingesetzt, sie sind gegen Pseudomonas wirksam, aber gleichzeitig auch gegen die Anaerobier. Wenn Sie also nicht danach suchen, werden Sie gar nicht wissen, ob sie bei dieser Erkrankung auch eine Rolle spielen.

Grampräparat bei Gasbrand

Krasemann, Wuppertal: Wie kann ein Krankenhaus ohne eigene Bakteriologie bei Gasbrandverdacht realisieren, daß umgehend ein geeignetes Grampräparat angefertigt und beurteilt wird? Sollen sich die Chirurgen damit selbst vertraut machen?

Schmauss, Berlin: Ja, ich erwähnte unseren früheren Pathologen Bahrmann; der hat uns alle getrimmt. Wir mußten da vom Chef bis zum letzten Assistenten antreten und die Diagnose stellen. Wir haben bei den vielen, die wir hatten, mit Hilfe der Bakterioskopie keine Fehldiagnose gestellt. Wir sind allerdings sehr oft noch zum Pathologen gegangen und haben gesagt: „Helfen Sie mir!“. Wir haben ja leider nicht so wie mein Freund Hempel in Hamburg Herrn Caselitz in unserem Haus; wir müssen es also selber machen, die Pathologen haben auch große Erfahrung darin. Wir haben mit der Bakterioskopie wirklich jeden Fall diagnostiziert, keine positive Fehldiagnose, keine negative Fehldiagnose. Aber wie gesagt, es sind alle Mitarbeiter von einem Pathologen geschult worden, der auf diesem Gebiet lange Erfahrung besitzt.

Gasbrand und Tetracyclin-Therapie

Peters, Köln: Wird das toxische Geschehen durch eine frühzeitige, hochdosierte Tetracyclin-Therapie günstig beeinflußt?

Schmauss, Berlin: Mit Antibiotika können Sie das Toxin nicht beeinflussen, und bei den Tetracyclinen haben wir in den letzten Jahren 35% resistente Stämme.

Sie müssen, wenn Sie pathologische Bilder ansehen, das Gewebe, in dem die Clostridien sind, herausschneiden. Sie kommen ja mit Medikamenten an diesen Herd nicht heran. Das hochgradige Ödem – die Mikrozirkulation ist kaputt – da kommen Sie ja nicht dran.

Peters, Köln: Es ist folgendes gemeint: Wenn Sie den klinischen Verdacht auf einen Gasbrand haben, den frühen klinischen Verdacht, und der Patient beginnt ein toxisches Geschehen zu entwickeln, daß Sie dann zusätzlich zu den notwendigen chirurgischen Maßnahmen gleichzeitig eine hochdosierte Rolitetracyclin-Infusionstherapie einleiten. Da gibt es einige Berichte in englischsprachigen Zeitschriften darüber, daß dann keine hyperbare Sauerstoffbehandlung durchgeführt wurde und das toxische Geschehen dadurch beeinflußt werden konnte.

Schmauss, Berlin: Ich sagte Ihnen ja, wir beginnen immer mit der Antibiotikatherapie. Also, wir haben den Verdacht auf einen Gasbrand, dann wird sofort eine Intensivtherapie eingeleitet mit der Gabe von hochdosiertem Penicillin. Tetracycline haben wir vor acht, zehn Jahren noch gegeben, und dann haben wir das aufgegeben. Der Effekt der Antibiotikatherapie kann ja nur sein, daß eine Hemmung der Vermehrung der Clostridien damit erreicht wird und daß die Clostridien, die im Organismus nun schon zirkulieren, abgetötet werden. Sicher, die Antibiotikatherapie ist genauso wichtig wie die chirurgische Therapie, und sie muß vor dem Eingriff eingeleitet werden. Ich glaube, wir reden aneinander vorbei. Nach dem Ergebnis unserer Resistenzbestimmungen sind die Clostridien zu 35% gegen Tetracycline resistent.

Werner, Bonn: Ich nehme an, daß eine Richtung in der neueren Literatur angesprochen wird, wo dem Tetracyclin quasi eine Art von unspezifisch-spezifischer Toxinbindungsaktivität beigemessen wird. Es wird ja neuerdings auch ein wenig in einem Bestreben, Tetracyclinen wieder eine gewisse Stellung und wissenschaftliche Begründung auch in der Abdominalchirurgie beizulegen, geltend gemacht, daß Tetracycline bei der Peritonitis-Therapie eine unspezifische Endotoxinbindungsaktivität haben könnten. Und nun wird es hier aber auch mit dem sehr kniffligen Thema der frühen antibiotischen Therapie von Gasbrand in Verbindung gebracht. Ich möchte meinen, daß mir als erstes zu den Berichten in der Literatur einfällt, daß erstens klinisch die generalisiert-toxischen Effekte ja nicht so ganz nach Lehrbuch auseinanderdividiert werden können. Kreislaufeffekte, echte – sagen wir – Clostridium perfringens-Hämolysin und Lecithinase mit einer toxischen Hämolyse zu unterscheiden von Endotoxineffekten, wird klinisch sicher sehr schwer möglich sein. Ich möchte meinen, wir alle müssen basismäßig den Ausführungen von Herrn Schmauss nur beipflichten, daß nämlich der echte Gasbrand eine clostridiale toxische Myositis oder Myonekrose ist, daß dies eine Monotoxiinfektion durch Clostridium perfringens ist und daß daher Penicillin G das Mittel der ersten Wahl sein muß, wegen der besten Erregerwirkung und der vergleichsweise besten Pharmakokinetik.

Antitoxingabe bei Gasbrand

N. N.: Wie steht es denn mit dem Stellenwert der Antitoxingabe heutzutage?

Schmauss, Berlin: Gasbrand-Antitoxin ist völlig verlassen. Alle Leute, die sich in den letzten Jahren damit beschäftigt haben, lehnen es ab, und die größte Gefahr ist, wenn man das in den Infektionsherd hineinspritzt – so wie es in den ersten Jahren üblich war und wir es erlebt haben –, weil man dadurch wieder die Hypoxie und den Gewebsdruck erhöht. Wir haben es in den ersten Jahren verwendet, aber dann sofort aufgegeben. Es ist nicht ungefährlich und war auch völlig wirkungslos; und mit dieser Meinung stehen wir nicht mehr allein da.

Diagnostische und therapeutische Probleme in Gynäkologie und Geburtshilfe

Rodloff, Berlin: Ich möchte gern zunächst eine Anmerkung machen: Wir haben tierexperimentelle Studien gemacht, in denen wir zeigen konnten, daß unter Metronidazol-

Therapie alleine eine Mischinfektion von E. coli und B. fragilis sehr gut in Sachen B. fragilis und überhaupt nicht in Sachen E. coli zu beeinflussen ist. Ich entnehme Ihren Dias, daß Sie 20% der Infektionen nicht alleine mit Metronidazol ausreichend therapieren konnten. Sind Sie der Meinung, daß 80% Erfolg bei einer Therapie, die wissentlich eigentlich nur gegen den einen Partner der Infektionserreger gerichtet ist, ausreichend ist?

Lang, Bonn: Es ist sicher so, daß die Weichteilinfektion im kleinen Becken beide Infektionserreger berücksichtigen muß. Das war eine kontrollierte Studie, die nur unter ganz kontrollierten klinischen Bedingungen durchgeführt werden konnte. Aber sie führt sicherlich nicht zu dem Schluß, daß hier die Monotherapie ausreichend wäre. Die Monotherapie würde ich nur für ausreichend halten, wenn ein Prozeß freien Abfluß hat, also z. B. Scheidenstumpfinfektion oder die Endomyometritis post partum, nicht im Zusammenhang etwa mit dem Kaiserschnitt.

Nicolai-Scholten, Hannover: Ich bin jetzt etwas verunsichert. In Ihrem letzten Dia haben Sie gezeigt, daß Sie bei dieser Patientin einen Zervikalabstrich haben untersuchen lassen. Eigentlich ist es doch sehr deutlich im Laufe des Tages gesagt worden, was ein geeignetes Material ist für Anaerobier-Untersuchungen und was nicht. Wir bekommen häufig Zervikalabstriche zugeschickt und lehnen es ab, sie auf Anaerobier zu untersuchen. Das hat mich eben doch etwas verunsichert; wenn Sie dazu noch einmal Stellung nehmen wollen?

Lang, Bonn: Ein Zervixabstrich ist dann ohne Wert, wenn die Infektion im kleinen Becken stattfindet; d. h. also bei der Adnexitis oder Pelveoperitonitis oder bei pelvic inflammatory disease ist ein Zervixabstrich an sich ohne Zweck. Aber er hat sicherlich ganz klar seine Bedeutung, wenn es sich dabei um die Erfassung von Wundsekret handelt. Das gilt sowohl für die Scheidenstumpfinfektion wie auch für die puerperale Endomyometritis, so daß ich glaube, hier hat klar der lokale Wundabstrich – und als solchen würde ich ihn dann bezeichnen – eine klinische Relevanz. Das haben ja auch alle unsere Untersuchungen gezeigt.

Mendling, Wuppertal: Herr Prof. Lang, wie Sie wissen, werden ja zahlreiche leichtere pelvine Infektionen in der Praxis des niedergelassenen Gynäkologen diagnostiziert und meist oral mit Tetracyclinen behandelt. Dürfen wir konstatieren, daß erstens die ambulante Behandlung und auch Diagnostik nicht so ganz Zustimmung findet, weil sie ja normalerweise laparoskopisch gesichert werden sollte, und daß zweitens die orale Behandlung mit Tetracyclinen, unter Ihren Gesichtspunkten, nicht ganz passend wäre?

Lang, Bonn: Auch nach meiner Erfahrung ist es in der ambulanten Praxis sehr verbreitet, die Adnexitis mit Tetracyclinen zu behandeln. Einen Punkt haben Sie dabei bereits erwähnt: Es ist dabei wohl ganz klar aufgrund von sorgfältigen laparoskopischen Untersuchungen festzustellen, daß die Diagnose in einem hohen Prozentsatz eben nicht richtig war, so daß diese Behandlung von daher unbefriedigend bleibt. Es ist aber sicher auch nicht von der Hand zu weisen, daß eine Reihe von solchen Infektionen auf die Therapie ansprechen. Hier bleibt natürlich die Frage: liegen noch andere Erreger vor außer denen, die wir heute hier besprochen haben? Es werden ja die Chlamydien besonders dafür angeschuldigt, und die zeigen ein sehr gutes Ansprechen auf Tetracycline, so daß man im Grunde genommen also eigentlich zuwenig weiß über die wirkliche Ätiologie der Adnexitis, die im landläufigen Sinne in leichterer Form verläuft. Das, was wir hier behandeln, sind akute klinische Fälle, die im Bereich der Adnexe zu eitrigen Infektionen führen. Da würde ich ganz sicherlich die Tetracycline nicht für adäquat halten. Die Frage, ob es auch andere ätiologische Faktoren für diese mehr subakut oder chronisch verlaufenden Adnexitis-Formen wie Chlamydien oder andere gibt, ist noch offen.

Mendling, Wuppertal: Noch einmal die Frage auf den Punkt gebracht: Akute Adnexitis – machen Sie ein Punktat, oder was machen Sie?

Lang, Bonn: Wir machen es jetzt so, daß wir grundsätzlich die akute Adnexitis oder die Adnexitis durch die Laparoskopie zu sichern versuchen, also von daher direkt vom Ort der Infektion Abstriche gewinnen. Ich glaube, daß dieses Verfahren sich auch generell durchsetzen wird, denn es zeigt sich, daß die Diagnose akute Salpingitis, selbst wenn viele klinische Merkmale für die akute Infektion sprechen, trotzdem noch in einem relativ großen Prozentsatz falsch ist, da z. B. Endometriosen oder andere Erkrankungen eine ganz ähnliche Symptomatik verursachen können. Die Sicherung sollte hier durch die Laparoskopie erfolgen, sonst erhält man einen relativ großen Prozentsatz Fehldiagnosen.

Mendling, Wuppertal: Würden Sie diese laparoskopische Sicherung auch dann durchführen, wenn ein akut fieberhafter Zustand mit offensichtlich schwerer Pelveoperitonitis vorliegt, sozusagen ein eindeutiger Fall?

Lang, Bonn: Dann würde ich sie möglicherweise nicht durchführen. Das sind also die wirklich schwer verlaufenden, klinischen Infektionen, die würden wir wohl zunächst therapeutisch mit Antibiotika angehen und erst dann bei ungenügendem Ansprechen durch die Laparoskopie weiter abklären. Aber es ist ein Kompromiß, den man bei einer so invasiven Methode, wie sie die Laparoskopie nun einmal darstellt, eingeht. Es gäbe hier die Alternative der Douglas-Punktion, aber auch diese zeigt ja keine so ganz enge Korrelation mit dem tatsächlichen Erreger der Pelveoperitonitis.

Register

Abszesse der Tonsillen 64
–, tubo-ovariale 64
Actinomyces 65, 67, 69
Acylureidopenicillin 48
Adhärenz 7 f.
Adnexprozesse 2
Agardiffusionstest 26
Aktinomykose 53
Alcaligenes 17
Aminoglykoside 8, 25, 45, 70
Amnioninfektionssyndrom 107
Ampicillin 45, 70, 121
Anaerobe Infektionen, klinische Symptome 99
Anaerobier, Definition 1
–, endogene 1 ff.
–, Resistenzmechanismen bei 119 f.
–, sporenlose 85
– – Infektionen, Prävention endogener 10
Antibiotika-Penetration 49
Appendizitis 64
β-Aspartylglyzin 18
Aspirationspneumonie 2, 8, 58, 64, 68 f.

Bacteroidaceae 1, 7, 48
–, Differenzierung 115 f.
Bacteroides spp. 3, 19, 27, 70, 86, 87, 88, 91, 92, 95, 96, 105, 108, 111
– asaccharolyticus 3, 5, 6 ff., 20, 46, 47, 100, 105
– bivius 4 ff., 10, 46 f., 49, 100, 105, 106, 108, 109, 111
– buccae 5, 7, 8
– buccalis 5
– corporis 5
– corrodens 86
– denticola 5
– disiens 4 f., 7 f., 49, 100, 105 f., 109
– distasonis 3, 6 f., 44, 46, 91, 92
– eggerthii 6
– fragilis 1–8, 10, 17, 20, 25 f., 43, 44, 46 ff., 54, 61, 65, 68, 71 f., 85, 90 ff., 94, 97, 99 f., 105 f., 108, 111
– fragilis-Gruppe 66, 69, 105
– gingivalis 5, 7, 10, 20
– incommunis 17
– intermedius 5
– levii 5
– loescheii 5
– macacae 5
– melaninogenicus 3, 5 f., 20, 46 f., 57, 60 f., 66 ff., 72, 85, 97, 100, 105, 106, 108
– oralis 5–7, 10, 20, 46 f., 57, 66, 69, 86, 91, 100, 108 f., 111
– oralis-Gruppe 105 f.
– oris 5, 7 f.
– ovatus 46
– pentosaceus 5
– putredinis 4
– ruminicola 5, 69, 100
– splanchnicus 3, 6, 100, 105, 108
– thetaiotaomicron 2–8, 10, 17, 43 f., 46 f., 105 f., 108, 111
– uniformis 3, 46 f.
– ureolyticus 4, 105
– variabilis 3
– vulgatus 2 ff., 6 f., 17, 43 f., 46, 105, 108
– – Endotoxin 6
– – Sepsis 2, 49, 85, 121
– – Stämme, Chloramphenicol-resistente 49
Bakteriämie 64
Betalaktamase 9, 66, 99
Betatoxin 82
Bifidobacterium spp. 69, 92
Bifidusbakterien 19, 20
Blutkulturdiagnostik 115 f.
Botulismus 2, 31, 38 f., 70
Brustabszeß 65
B-Streptokokken 10, 107, 111

Campylobacter sputorum 7
Candida spec. 88, 105
– albicans 17
Capnocytophaga ochracea 20
Carbenicillin 72
Cefamandol 89
Cefoperazon 9, 49
Cefotaxim 72, 89, 99
Cefoxitin 9, 46, 48 f., 72, 89, 99, 111
Cephalosporinase 46
Cephalosporine 9, 25, 48 f., 70, 89, 99
Cephalothin 49, 71
Cephamycin 46
Chemotherapie, empirische 26
Chlamydien 120
Chloramphenicol 45, 72
– – Acetyltransferase 46
Chorioamnionitis 64

Citrobacter 88, 91, 92
- freundii 91, 105
Clindamycin 43, 48, 49, 61, 70, 72, 73, 99
- - Resistenz 26
- - Resistenz bei Bacteroides 50
Clostridien 16, 77 ff., 86
- - Infektionen 31 ff.
- - Tierversuch 35 f.
-, toxinbildende 31
Clostridium spp. 1, 69 f., 91, 105
- bifermentans 33, 35
- botulinum 39
- clostridiiforme 18, 100
- difficile 1, 3, 18 f., 26, 43 ff., 70, 82
- difficile-Kolitis 2
- histolyticum 17, 33, 35, 78
- fallax 33, 35
- innocuum 18, 19, 20
- multifermentans 17
- novyi 33, 37
- oedematicus 78
- perfringens 1, 3, 17, 19, 33 ff., 37, 43, 78, 81, 92, 105, 108
- ramosum 100
- septicum 1, 3, 33 f., 78
- sporogenes 34, 40
- subterminale 20
- tetani 34, 40, 77 f.
colonisation resistance 18, 20
Coprococcus spp. 3, 7
Corynebakterien 17, 87 f.

Dekontamination 119
-, antibiotische 16
-, praeoperative 118
Dekubitalgeschwüre 68
Dekubitus 8

Eikenella corrodens 10, 69
Endokarditis 64
Endometritis 64
Endomyometritis 106 ff.
Entamoeba histolytica 20
Enteritis necroticans 37, 81 f.
Enterobacter 92
- spp. 69, 88
- cloacae 91
Enterobacteriaceae 68, 86
Enterokokken 1, 10, 17, 44, 88, 91, 104, 105, 107, 111
Enterokolitis, nekrotisierende 65
Enterotoxin 36, 82
Erythromycin 43, 70
Escherichia coli 1, 10, 16 f., 44 f., 54, 68 f., 71 f., 87 f., 90 ff., 105, 107, 111
Eubacterium 92
- spp. 1, 3, 7, 17, 69, 105
- aerofaciens 3
- contortum 20
- lentum 3, 4, 20
- tortuosum 20
Eubakterien 19

Fasziitis, nekrotisierende 53, 65
Fibrose, zystische 123
Fournier-Gangrän 93 f.
Fusobacterium 8, 17, 27, 65, 67 f., 105
- spp. 69
- fusiforme 10, 106, 108, 111
- necrophorum 4, 85, 87, 92
- nucleatum 7, 10, 57, 60 f., 68, 69, 70, 86 f., 108
- - Sphaerophorus-Gruppe 6
Fußgangrän, diabetische 8

Gangrän, ischämische 96 f.
-, synergistische 54 f.
Gardnerella vaginalis 55 f., 109
Gasbildung 32
Gasbrand 2, 31, 65, 78 f., 80 f., 116 f., 124 f.
-, endogene Entstehung 117 f.
-, Nachweis von Toxin 117 f.
Gaschromatographie 25
Gasphlegmone 35
Gentamicin 8, 71, 111
Gingivitis 64
Gnotobiotik 15 f., 118 f.

Haemophilus spp. 1, 67
- influenzae 66 f., 69, 91, 105
- parainfluenzae 69
Harnwegsinfektionen 92
Hirnabszeß 64, 65

Ileozoekitis 45
Immunfluoreszenz 25
Infektionen, endogene 23
-, neonatale 69 f.
-, pyogene 53 f.
Inkubationszeit 79

Kanamycin 71
Kapselbildung 33
Klebsiella spp. 17, 91, 105
- oxytoca 91
- pneumoniae 69
Klebsiellen 88, 107, 111
Kokken, anaerobe 92, 94
-, anaerobe grampositive 57, 65, 67, 70
-, gramnegative 69
-, mikroaerophile 69, 111

Kolitis 2
–, Antibiotika-assoziierte 70 f.
–, pseudomembranöse 37 f., 82 f.
Kolonisationsresistenz 86
Kolpitis 106
Komplement 4
Konjunktivitis des Neugeborenen 65
Kultur 25

Lactobacillus spp. 69
Laktobazillen 1, 86, 104
–, aerobe (Döderlein-Stäbchen) 87
Lamoxactam 89
Latamoxef 9, 48 f., 72, 99
Leberabszeß 64, 91 f.
Leitkeime 20
–, anaerobe 8
»Lübecker Darmbrand« 81
Lungenabszeß 59, 60 f., 64, 68
Lungeninfektionen 57
Lysozym 5 f.

Mamma-Abszeß 94
Mastoiditis, chronische 65
Megasphaera elsdenii 3
Meningitis 64 f.
Metronidazol 8, 47, 49, 54 f., 70, 72, 89, 99, 109
Mezlocillin 89, 99
Milchsäurebakterien 107
Mischinfektionen, anaerob-aerobe 9, 111
Mykoplasmen 120
Myonekrose, anaerobe 32 f., 35

Nahrungsmittelvergiftung 36 f.
Neuraminidase-Bildung 6
Nitroimidazole 61, 109, 111

Omphalitis 64
Opsonin 72
Ornidazol 109 f.
Otitis media 64 f., 67 f.

Paradontose 123
Parametritis 110
Parotitis 66 f.
Penicillin 9, 25, 61, 70, 72
Penicillinasebildung 49
Penicillin-Resistenz 26
Peptococcaceae 1, 48, 105, 108, 111
Peptococcus spp. 3, 69, 91, 95 f.
– saccharolyticus 106
Peptokokken 17, 57, 92
Peptostreptococcus 91
– spp. 66, 69
– anaerobius 3, 16, 20
Peptostreptokokken 17, 57, 86

Peritonitis 2, 64, 71, 90 f.
Phagozytose 4
Pharyngotonsillitis 66 f.
»pig belly«-Erkrankung 82
Plasmid-Transfer 44
Pneumocystis carinii 18
Pneumonie, nekrotisierende 59, 68
Pneumonitis 59
Propionibacterium 91
Proteus 92, 111
– spp. 17, 69, 87 f., 91, 97
– mirabilis 6, 91, 105, 107
– rettgeri 91
– vulgaris 91, 107
Providencia 88
– sellgerio 91
Pseudomonas aeruginosa 17, 18, 68 f., 88, 91, 105, 118
Puerperale Sepsis 64
Puerperalfieber 2
Puerperalinfektion 103
Pyelophlebitis 64
Pyosalpinx 110

Resistenz, genetische Determinierung der R. 43 f.
Resistenzbestimmung für Cl. perfringens 81
Resistenzplasmide 44
Rifampicin 70
Ruminococcus spp. 3

Säuglingsbotulismus 65
Salmonellen 88
Scheidenstumpfinfektion 110
Schweißdrüsenabszeß 54 f.
Selenomonas sputigena 7
Sepsiserreger, anaerobe 8
Serratia spp. 17, 88, 91
– marcescens 69
Serumresistenz 4
Sinusitis 64 f., 67 f.
Spättetanus 40
Sphaerophorus necrophorus 108
Spirochäten 57
Sproßpilze 91
Staphylococcus aureus 16 f., 44, 66 ff., 72, 86, 88, 92, 105, 107, 111
– epidermidis 69, 88, 91 f., 104, 107, 111
Staphylokokken 97
–, anhaem. 17
–, koagulasenegative 87
Streptococcus spp. 10
– faecalis 86 f., 92
– pneumoniae 66 ff.
– viridans 91
Streptokokken 1, 16, 88, 91, 97
–, anhaem. 17

–, α-hämolysierende 67
–, β-hämolysierende 17, 94, 105
–, hämolysierende 66, 68 f., 72 f., 92, 111
–, vergrünende 87
Streptomyces (-Arten) 44
Subphrenischer Abszeß 64
Sulfamethoxazol-Trimethoprim (SMZ/TMP) 18, 70
Sulfonamide 70
Symptome 79

Tetanus 2, 31, 39 f., 64
Tetracycline 43, 47 f., 70, 111, 124 f.
Tetracyclin-Resistenz 47
Thyreoiditis 66 f.
Ticarcillin 72
Tonsillitis 72
Transportbehälter 24
Treponema denticola 7
Tuboovarialabszeß 110

Ureidopenicilline 89

Vaginalflora 103 f.
Vaginitis 120 f.
Vaginosis, anaerobe 53, 55 f.
Vancomycin 71
Veillonellaceae 1
Veillonella spp. 3, 17, 57, 68 f.
- alcalescens 20
- parvula 20
Ventrikulitis 64
Versporungsart 33
Virulenzfaktoren 4 f.

Wundabszeß 64
Wundbotulismus 64
Wundinfektionen, endogene 2
Wundstarrkrampf 77

Zahnabszeß 64
Zahninfektion 67 f.
Zellulitis, anaerobe 32, 35
–, nekrotisierende 65
Zervikale Lymphadenitis 64
Zytomegalie-Virus 19

Infektiologisches Kolloquium 1

Herausgeber C. Krasemann

Neues von „alten" Erregern und neue Erreger

17 cm x 24 cm. X, 138 Seiten. 8 Abbildungen. 37 Tabellen. 1983.
Broschur DM 38,– ISBN 3 11 009690 0

Die Kommunikation auf dem Gebiet der Infektiologie zwischen Klinikern, Infektiologen, Laborärzten und experimentellen Chemotherapeuten in der pharmazeutischen Industrie ist zunehmend wichtig: Die letzten Jahrzehnte haben gezeigt, daß sich auch mit dem Einsatz wirksamster Antibiotika allein infektiologische Probleme nicht lösen lassen. Vielmehr muß Aspekten wie Pathogenitätsmechanismen der Erreger, Immunabwehr des Makroorganismus, Selektionsdruck durch Chemotherapie und Infektionsrisiken durch moderne medizinische Techniken vermehrt Aufmerksamkeit geschenkt werden. Das gilt sowohl für altbekannte Erreger als auch solche, die erst in den letzten Jahren ins Blickfeld gerückt sind.

W DE G

de Gruyter

Infektiologisches Kolloquium 2

Herausgeber C. Krasemann

Der abwehrgeschwächte Patient

17 x 24 cm. X, 120 Seiten. 27 Abbildungen. 29 Tabellen. 1984.
Broschur DM 58,– ISBN 3 11 010047 9

Eine Vielzahl pathologischer Bedingungen führt zu einer dauernden oder vorübergehenden Minderung der körpereigenen Abwehr des Patienten. **Infektiöse Prozesse bei abwehrgeschwächten Patienten** bilden daher in der klinischen Praxis ein häufiges und schwerwiegendes Problem, das besonders eingehende Kenntnisse der Interaktionen zwischen Wirtsorganismus, infektiösem Agens und chemotherapeutischem Wirkstoff erfordert.

Der vorliegende Band aus der Reihe **Infektiologisches Kolloquium** stellt dieses wichtige Thema unter folgenden Aspekten eingehend dar:

Beeinträchtigung der körpereigenen Abwehr durch Bakterien und ihre Produkte · Die Serumbakterizidie · Die Rolle der klassischen Komplement-Komponenten für die Abtötung gramnegativer Bakterien in der Präimmunphase · Zelluläre antibakterielle Immunität · Normale und defekte lokale Immunität bei bakteriellen Infektionen · Granulozyten- und Monozyten-Funktionen bei Patienten mit verminderter Abwehrleistung · Infektionen als pathogenetische Faktoren und Komplikationen des Diabetes · Infektionen bei granulozytopenischen Patienten — therapeutisches Vorgehen.

de Gruyter

Bei Fragen zur Produktsicherheit wenden Sie sich bitte an:
If you have any questions regarding product safety,
please contact:

Walter de Gruyter GmbH
Genthiner Straße 13
10785 Berlin
productsafety@degruyterbrill.com